Reshma Rajendran
John Roshan T.
Adhersh G. A.

Colocação imediata de implante dentário

Reshma Rajendran
John Roshan T.
Adhersh G. A.

Colocação imediata de implante dentário

ScienciaScripts

Imprint
Any brand names and product names mentioned in this book are subject to trademark, brand or patent protection and are trademarks or registered trademarks of their respective holders. The use of brand names, product names, common names, trade names, product descriptions etc. even without a particular marking in this work is in no way to be construed to mean that such names may be regarded as unrestricted in respect of trademark and brand protection legislation and could thus be used by anyone.

Cover image: www.ingimage.com

This book is a translation from the original published under ISBN 978-620-7-99615-5.

Publisher:
Sciencia Scripts
is a trademark of
Dodo Books Indian Ocean Ltd. and OmniScriptum S.R.L publishing group

120 High Road, East Finchley, London, N2 9ED, United Kingdom
Str. Armeneasca 28/1, office 1, Chisinau MD-2012, Republic of Moldova, Europe
Printed at: see last page
ISBN: 978-620-8-29978-1

COLOCAÇÃO IMEDIATA DE IMPLANTES DENTÁRIOS

Índice

CAPÍTULO 1: INTRODUÇÃO

A terapia com implantes é atualmente considerada como um método bem sucedido e aceitável para restaurar dentes perdidos. Inicialmente, pensava-se que os implantes só podiam ser colocados em locais saudáveis. No entanto, os avanços nas técnicas permitem atualmente a colocação de implantes em áreas com suporte periodontal reduzido, desde que sejam tomadas precauções especiais. O primeiro implante dentário de titânio utilizado para substituir um dente perdido na cavidade oral humana foi registado por Branemark et al. em 1969. Desde então, os implantes dentários têm restaurado com eficácia e sucesso as funções mastigatórias de pacientes parcial ou totalmente desdentados. As orientações iniciais recomendavam que se aguardasse 2-3 meses para a remodelação alveolar após a extração antes de colocar um implante, seguido de um período de cicatrização adicional de 3-6 meses sem carga para a osseointegração do implante.

Fase pioneira da colocação imediata de implantes (1975-1989)

O conceito de carga imediata de implantes dentários remonta ao início da década de 1960, com o trabalho pioneiro do Dr. Leonard Linkow. Ele descreveu protocolos para a carga imediata de implantes em forma de raiz e de lâmina (Linkow e Mahler 1977).

A primeira avaliação da colocação imediata de implantes foi efectuada pelo Professor Wilfried Schulte da Universidade de Tubingen, na Alemanha. Em 1978, introduziu o Implante Imediato Tubinger, um implante cerâmico feito de Al2O3[1] . Este implante foi posteriormente comercializado com o nome comercial Frialit-1.

Em 1979, Philippe D. Ledermann recomendou a colocação de quatro implantes mandibulares intra-forâmicos não submersos em áreas com uma altura óssea mínima de 11 mm. Sugeriu o carregamento imediato destes implantes com uma restauração retida por barra de esplintagem. Este protocolo demonstrou resultados clínicos favoráveis a longo prazo em mandíbulas completamente edêntulas, com uma taxa de sucesso de 92,34% após um período funcional de 1-72 meses para 415 implantes em 122 pacientes.

Na década de 1980, esta abordagem cirúrgica ganhou uma popularidade significativa e desencadeou um debate aceso em congressos alemães sobre se o titânio ou o Al2O3 deveria ser o material preferido para implantes dentários. Este debate terminou na década de 1990, quando o fabricante de implantes mudou para o titânio, citando um aumento da frequência de fracturas de implantes como a principal razão para a mudança. Consequentemente, esta técnica de colocação de implantes perdeu um impulso considerável na Alemanha .[2]

Fora da Alemanha, a técnica permaneceu relativamente desconhecida nessa altura, uma vez que as publicações eram todas em revistas alemãs. Por volta dos anos 90, surgiu o conceito de regeneração óssea guiada (ROG) utilizando membranas de barreira bio-inertes, com base em estudos pré-clínicos em animais[3] . Esta nova técnica cirúrgica tinha como objetivo a regeneração de defeitos ósseos peri-implantares em diversas situações clínicas. Os primeiros relatos de casos de ROG foram publicados por volta de 1990 4.

Numa publicação posterior, o autor resumiu 20 anos de experiência, fornecendo dados sobre 523 implantes em 411 pacientes, com uma duração média de implante de 7,23 anos. A taxa de sobrevivência foi relatada como sendo de 92%, indicando um sucesso razoável (Ledermann 1996).

Em 1990, Schnitman e colegas exploraram a possibilidade de utilizar uma prótese parcial fixa imediata sem comprometer a sobrevivência do implante a longo prazo na mandíbula edêntula[5] . Colocaram cinco a seis implantes na mandíbula anterior e dois implantes distais aos forames. Os pilares foram imediatamente ligados após a cirurgia aos dois suportes distais e a um suporte anterior. Uma restauração provisória fixa imediata foi colocada nos três implantes expostos, enquanto os restantes implantes submersos serviram de controlo. O estudo demonstrou que o sucesso global do implante não foi afetado pelo procedimento de carga imediata.

No entanto, nessa altura, existia uma variação significativa nas taxas de sobrevivência dos implantes comunicadas e no momento da carga efectiva nos diferentes estudos clínicos. Brânemark sugeriu que a elevada discordância relativamente à carga imediata se devia à falta de consenso sobre o método ideal. Introduziu o conceito de "dentes no mesmo dia" para reduzir o tempo de tratamento na mandíbula edêntula, utilizando uma abordagem padronizada que envolvia a ligação rígida de implantes no momento da cirurgia com componentes protéticos pré-fabricados. Brânemark 1999 relatou uma taxa de sucesso de 98% após um período funcional de 6-36 meses.

A primeira declaração de consenso sobre carga imediata da Sociedade Espanhola de Implantologia (SEI), conforme relatado por Aparicio et al. (2003), representa um marco significativo. O seu objetivo era padronizar a definição de carga imediata e serviu como ponto de partida para a evolução da terminologia de carga imediata em vários grupos de trabalho de sociedades internacionais de implantologia oral e equipas de investigação. Esta evolução foi impulsionada por estudos clínicos, revisões e subsequentes declarações de consenso de investigadores como Degidi e Piatelli (2003), Cochran et al. (2004), Nkenke e Fenner (2006), Esposito et al. (2007), Weber et al. (2009) e Gallucci et al. (2014).

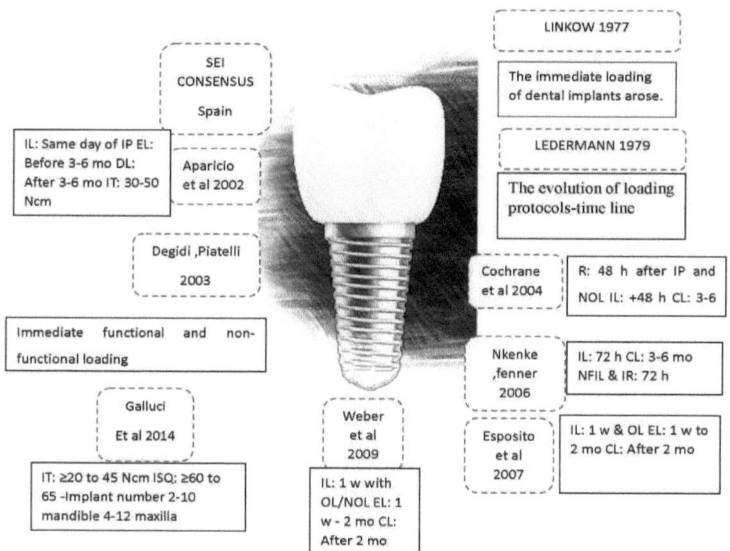

REFERÊNCIA

1. Schulte W, Kleineikenscheidt H, Linder K, Schareyka R.O implante imediato TEuebingen em estudos clínicos.Dtsch Zahnarztl Z1978:33: 348-359.

2. Gomez-Roman G, Schulte W, d'Hoedt B, Axman-KrcmarD. O sistema de implantes Frialit-2: experiência clínica de cinco anos em aplicações num único dente e imediatamente após a extração.Int J Oral Maxillofac Implants 1997:12: 299-309.

3. Dahlin C, Sennerby L, Lekholm U, Linde A, Nyman S. Geração de osso novo à volta de implantes de titânio utilizando a técnica da membrana: um estudo experimental em coelhos.Int J Oral Maxillofac Implants1989:4:19-25.

4. Becker W, Becker BE. Regeneração tecidular guiada para implantes colocados em alvéolos de extração e para deiscências de implantes: técnicas cirúrgicas e relatos de casos.Int JPeriodontics Restorative Dent1990:10: 376-391.

5. P A Schnitman , P S Wohrle, J E Rubenstein, J D DaSilva, N H Wang Ten-year results for Brânemark implants immediately loaded with fixed prostheses at implant placement nt J Oral Maxillofac Implants 1997 Jul- Aug;12(4):495-503.

CAPÍTULO 2: CLASSIFICAÇÕES DA COLOCAÇÃO IMEDIATA DE IMPLANTES DENTÁRIOS

Uma classificação para a gestão de alvéolos de extração com base na morfologia do osso septal e na sua influência na estabilidade do implante ajuda a estabelecer diretrizes para a colocação imediata de implantes

CLASSIFICAÇÃO POR TCFC DA COLOCAÇÃO IMEDIATA DE IMPLANTES DENTAIS NA REGIÃO ANTERIOR - Jonathan Du Toit [1]

Classificação para a posição dos dentes anteriores maxilares vistos no plano radial em tomografias computorizadas de feixe cónico (CBCT).

Class	Descriptor: Vertical Axial Inclination, Buccopalatal Orientation of Tooth in Ridge, Thickness of Bone Wall(s)
Class I	Tooth centrally positioned within ridge
	Class IA: thick facial bone wall (>1 mm) Class IB: thin facial bone wall (<1mm)
Class II	Tooth retroclined Class IIA: thick crestal bone Class IIB: thin crestal bone
Class III	Tooth proclined: typically, thick palatal bone, thin facial crest, thick facial wall apically
Class IV	Tooth facially positioned outside of bone envelope
Class V	Thin facial and palatal bone walls

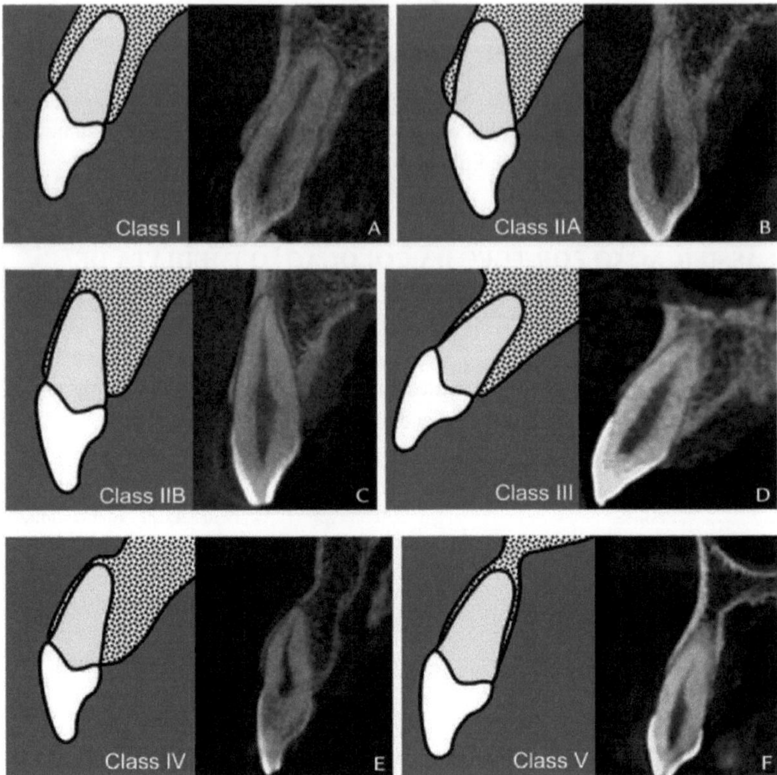

Figura 1: Posições das raízes dentárias no plano radial para os dentes anteriores do maxilar. A, Dente posicionado centralmente dentro da crista. B, Dente retroinclinado e crista óssea espessa. C, Dente retroinclinado e crista óssea fina. D, Dente proclinado. E, Dente facialmente fora do envelope ósseo. F, Paredes faciais e palatinas finas.

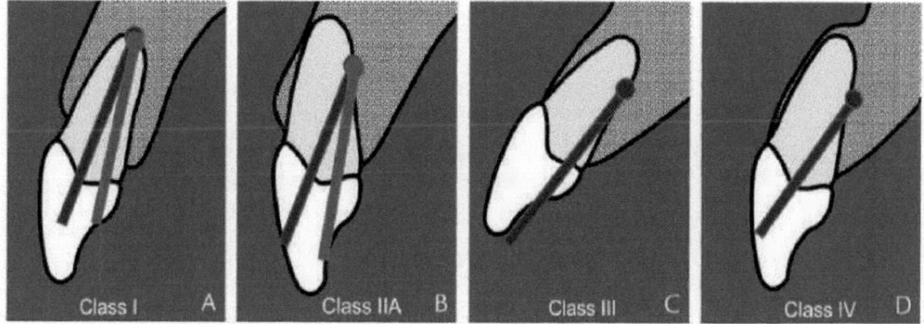

Figura 2: Diretrizes para os locais de preparação da osteotomia inicial de acordo com a posição da raiz do dente radial. A, Classe I. B, Classe IIA. C, Classe III. D, Classe IV

CLASSIFICAÇÃO DOS LOCAIS DE EXTRACÇÃO DE MOLARES PARA A COLOCAÇÃO IMEDIATA DE IMPLANTES DENTAIS - Richard B smith , Tarnow [2]

Os alvéolos de extração de molares podem ser divididos em três categorias:

O alvéolo do tipo A tem osso septal adequado para conter circunferencialmente a porção coronal do implante dentro do osso completamente (Fig. 3a).

O alvéolo do tipo B tem osso septal suficiente para estabilizar o implante, mas não o contém totalmente (Fig. 3b).

O alvéolo do tipo C não tem osso suficiente no interior do alvéolo para estabilizar o implante sem envolver as paredes exteriores do alvéolo

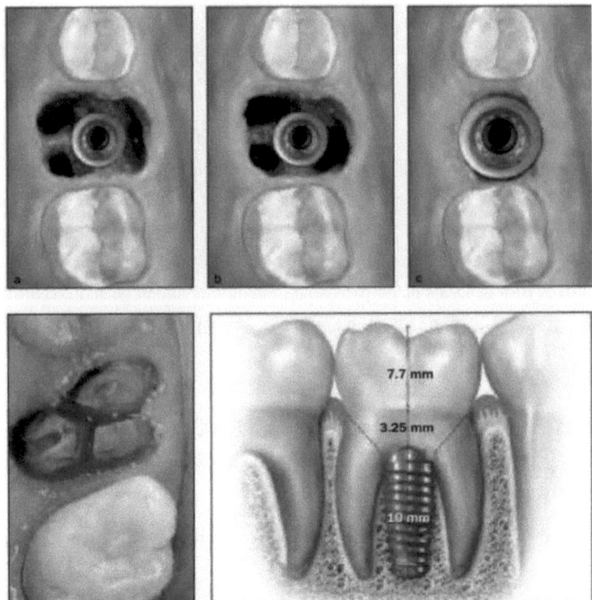

Figura 3a: alvéolo tipo A. A porção coronal do implante está completamente contida no osso septal. Fig 3b: alvéolo de tipo B. O implante está estabilizado mas não está completamente contido pelo osso septal; existe um espaço entre o implante e as paredes internas do alvéolo. Fig 3 c alvéolo do tipo C. Não existe osso septal disponível para estabilização do implante. Para ser estável, um implante de diâmetro largo tem de encaixar nos aspectos interiores das paredes do alvéolo e/ou no osso apical ao alvéolo.

A classificação dos protocolos de colocação e carga de implantes - Wenjie Zhou 2021 [3]

É importante que o planeamento do tratamento comece assim que a indicação para a extração do dente tenha sido confirmada e que a colocação do implante e o protocolo de carga sejam planeados antes da extração do dente

Protocol	**Description Type**
type 1A	Immediate placement + immediate restoration/ loading
Type 1B	Immediate placement + early loading
Type 1C	Immediate placement + conventional loading
Type 2A	Early placement with soft tissue healing + immediate restoration/loading
Type 2B	Early placement with soft tissue healing + early loading
Type 2C	Early placement with soft tissue healing + conventional loading
Type 3A	Early placement with partial bone healing + immediate restoration/loading
Type 3B	Early placement with partial bone healing + early loading
Type 3C	Early placement with partial bone healing + conventional loading
Type 4A	Late placement + immediate restoration/ loading
Type 4B	Late placement + early loading
Type 4C	Late placement + conventional loading

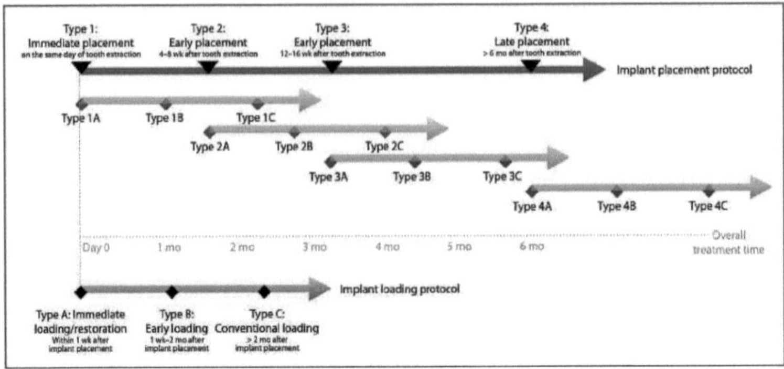

Figura 4: Diagrama da cronologia com base na definição do protocolo de colocação de implantes e do protocolo de carga de implantes.

REFERÊNCIAS

1. Howard Gluckman Posição dentária no plano radial e dimensões da parede óssea no maxilar anterior: Uma classificação CBCT para colocação imediata de implantes J Prosthet Dent 2018 Jul;120(1):50-56.

2. Richard B smith e Dennis p Tarnow Classificação dos locais de extração de molares para colocação imediata de implantes dentários: nota técnica Int J Oral Maxillofac Implants. 2013 maio-Jun;28(3):911-6.

3. Wenjie Zhou et al Protocolos de colocação e carga para implantes unitários em diferentes localizações: Uma revisão sistemática The International journal of oral & maxillofacial implants 36(4):e72-e89

CAPÍTULO 3: DIAGNÓSTICO E PLANEAMENTO DO TRATAMENTO

O diagnóstico e o planeamento do tratamento desempenham um papel crucial na obtenção de resultados bem sucedidos na colocação e restauração de implantes imediatamente após a extração de dentes. Ao avaliar um paciente para implantes dentários, é essencial considerar algumas ou todas as seguintes sugestões, adaptadas às circunstâncias individuais: histórias médicas e dentárias completas, fotografias clínicas, modelos de estudo, radiografias periapicais e panorâmicas, bem como tomografia linear ou computorizada dos locais planeados para os implantes. A pedra angular do planeamento do tratamento consiste em avaliar o prognóstico da dentição, em particular do dente em questão.

As razões para a extração de dentes podem incluir:

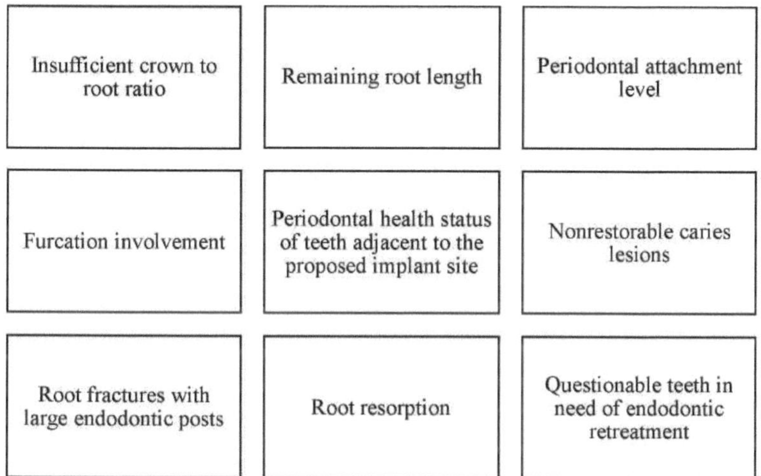

Os dentes que necessitam de amputação da raiz, hemisecção ou procedimentos periodontais avançados podem ter prognósticos incertos, e os pacientes devem ser apresentados a opções viáveis antes de procederem a esses tratamentos. Da mesma forma, os implantes são frequentemente preferidos para substituir dentes com polpa não vital, fracturas na margem gengival ou raízes mais curtas do que 13 mm .[1]

Ao empregar métodos de tratamento convencionais, esses dentes necessitarão de procedimentos de alongamento de coroa, terapia endodôntica e colocação de pinos e coroas. Durante o alongamento da coroa, a remoção de 3 mm ou mais da inserção periodontal pode levar a um nível de inserção radicular subóptimo. Estes factores são particularmente cruciais quando se avaliam dentes questionáveis como potenciais pilares para próteses parciais fixas.

A relação custo-eficácia das diferentes opções de tratamento também deve ser avaliada. Na zona estética, factores como o contorno do periodonto, os níveis ósseos crestal e interproximal, a linha do sorriso e a morfologia do tecido gengival devem ser cuidadosamente avaliados antes do início do tratamento[2] . Além disso, a distância proposta entre os implantes, os pontos de contacto existentes e a estrutura óssea interproximal devem ser cuidadosamente analisados antes da colocação do implante .[3]

Os doentes com um periodonto fino ou moderadamente fino apresentam frequentemente recessão dos tecidos moles nos locais dos implantes. Nestes casos, recomenda-se que se considerem procedimentos ortodônticos de erupção forçada antes da extração do dente e da colocação do implante. Esta abordagem permite que o osso e os tecidos moles se movam coronalmente, assegurando tecido mucoso suficiente adjacente ao implante. Em situações em que existe deficiência de tecido mole ou recessão ligeira após a extração dentária, pode ser utilizado enxerto de tecido conjuntivo subepitelial para aumentar a altura e espessura do tecido, melhorando o resultado estético .[4]

A avaliação radiográfica deve incluir uma avaliação da disponibilidade, forma, qualidade, quantidade, largura e altura do osso nativo. Recomenda-se um mínimo de 4-5 mm de largura óssea na crista alveolar e pelo menos 10 mm de comprimento ósseo desde a crista alveolar até uma distância segura acima do canal mandibular. Também deve ser assegurada uma distância adequada entre o local do implante e o seio maxilar e o pavimento do nariz .[5]

A obtenção de um resultado estético satisfatório na zona estética requer que a altura do osso interproximal meça 5 mm ou menos a partir do ponto de contacto do dente adjacente. À medida que esta distância aumenta, existe uma probabilidade reduzida de preservar as papilas interproximais após a colocação do implante. Os pacientes devem ser informados sobre os potenciais desafios estéticos se os implantes forem colocados em zonas estéticas comprometidas. Quando um paciente é considerado adequado para implantes imediatos, é essencial utilizar uma guia cirúrgica para assegurar a colocação exacta do implante. Além disso, deve ser preparado um aparelho provisório com um pôntico ovalado para inserção imediatamente após a colocação do implante .[6]

REFERÊNCIAS

1. Lovdahl P. Retratamento endodôntico. Dent Clin North Am 1992: 36: 473-490.
2. Kois JC. Estética peri-implantar de um único dente previsível: cinco chaves de diagnóstico. Compend Contin Educ Dent 2004: 25: 895- 905; quiz 905
3. Tarnow D, Elian N, Fletcher P, Froum S, Magner A, Cho SC, Salama M, Salama H, Garber DA. Distância vertical entre a crista óssea e a altura da papila interproximal entre implantes adjacentes. J Periodontol 2003: 74: 1785- 1788
4. Langer B. A gestão estética dos implantes dentários. Dent Econ 1995: 85: 86-87.
5. Worthington P. Lesão do nervo alveolar inferior durante a colocação de implantes: uma fórmula para proteção do paciente e do clínico. Int J Oral Maxillofac Implants 2004: 19: 731- 734
6. Zitzmann NU, Marinello CP, Berglundh T. O desenho do pôntico ovado: uma observação histológica em humanos. J Prosthet Dent 2002: 88: 375380

CAPÍTULO 4: AVALIAÇÃO DOS RISCOS

Uma implantologia dentária bem sucedida depende de um planeamento meticuloso do tratamento para alcançar os melhores resultados para cada caso. Embora uma colocação inicial de implante possa parecer simples, os clínicos devem reconhecer que os problemas com implantes dentários estão longe de ser simples. Isto é especialmente verdade para os planos de tratamento na zona estética e particularmente crucial para a colocação imediata de implantes. O principal objetivo do médico deve ser proporcionar ao caso a maior taxa de sucesso possível, minimizando os riscos e complicações (Dawson, Chen, et al. 2009)[1]. Para atingir este objetivo, é necessário avaliar cuidadosamente vários factores-chave. Estes incluem o julgamento e a experiência do médico, os factores de saúde locais e sistémicos do doente e a biomecânica do sistema de implantes e dos materiais de enxerto selecionados (Figura 1). Em conjunto, uma avaliação abrangente destes factores permite que a equipa dentária se esforce por obter um resultado ótimo.

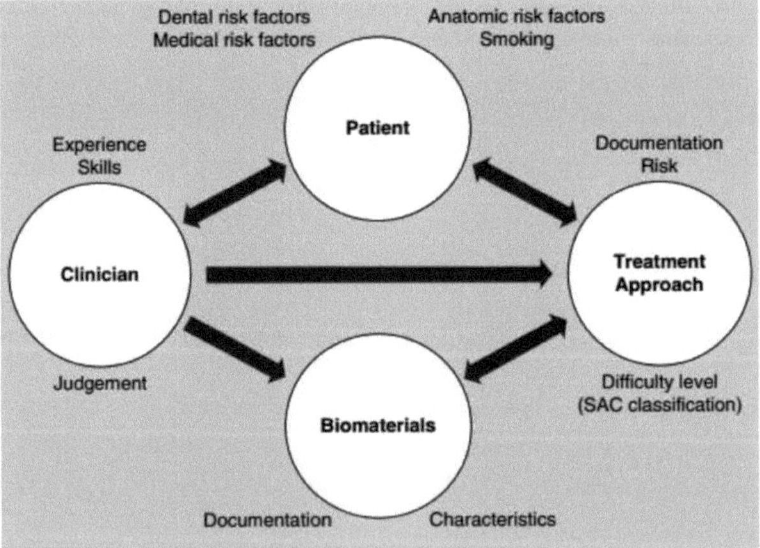

Figura:1 Árvore de decisão para a implantologia dentária. Do Guia de Tratamento ITI, vol. 3.

Cortesia da Quintessence Publishing

É evidente que a implantologia dentária é um empreendimento complexo. A equipa dentária não só pretende obter resultados estéticos, funcionais e fonéticos óptimos, como também aborda frequentemente a reconstrução do osso alveolar e dos tecidos moles peri-implantares. Para ajudar as equipas dentárias no seu processo de planeamento do tratamento, a Sociedade Suíça de Implantologia Oral (SSOI) e a Equipa Internacional de Implantologia (ITI) adoptaram a classificação SAC para aplicações cirúrgicas e protéticas em implantologia dentária. Esta classificação categoriza os casos como S=Straightforward, A=Advanced, e C=Complex (Dawson, Chen, et al. 2009) (Tabelas 1).

De acordo com este sistema de classificação, a colocação imediata é classificada como "complexa" e recomenda-se que o tratamento seja efectuado por cirurgiões com uma vasta experiência em procedimentos de implantes, bem como em enxertos de tecidos duros e moles, extracções e gestão de complicações precoces e tardias. Este nível elevado de experiência cirúrgica deve ser complementado por uma avaliação minuciosa dos aspectos médicos, dentários e psicológicos do paciente. A natureza desafiadora da colocação imediata coloca dificuldades mesmo para clínicos experientes, necessitando de capacidades, competências e conhecimentos substanciais para abordar eficazmente as potenciais complicações.

	Straightforward	**Advanced**	**Complex**
Sufficient Bone Volume	Edentulous mandible Single posterior tooth Free-end posterior	Single tooth maxilla Large gap maxilla Tissue grafting Esthetics	Full arch maxilla/ mandible
Bone Deficiencies		Fenestration /dehiscence Sinus elevation Lateral augmentation	Extended defects Lateral/vertical augmentation Osseodistraction Extraoral harvesting

Doente

A avaliação do perfil de risco individual de um paciente é crucial para o desenvolvimento de um plano de tratamento dentário, quer seja convencional ou com implantes. Vários factores podem levar a que um plano de tratamento com implantes, que inicialmente parece simples, opte por uma abordagem sem implantes. Este processo de avaliação é complexo e envolve duas considerações principais: riscos sistémicos relacionados com a condição médica e fisiológica do paciente, e riscos locais relacionados com factores dentários e anatómicos (Dawson, Chen, et al. 2009)[1]. Uma avaliação e apreciação minuciosas destes factores ou indicadores de risco permitem ao clínico minimizar potenciais complicações após o tratamento e trabalhar no sentido de alcançar o resultado desejado pelo paciente.

Risco sistémico

É essencial identificar as doenças ou condições que podem afetar negativamente a cicatrização de feridas, a remodelação óssea e a manutenção a longo prazo dos implantes osseointegrados nos pacientes. As contra-indicações sistémicas para a cirurgia de implantes dentários são categorizadas em dois grupos principais: risco muito elevado (grupo 1) e risco significativo (grupo 2). Os doentes de muito alto risco incluem os que sofrem de doenças sistémicas graves, como artrite reumatoide, osteomalácia e osteogénese imperfeita; indivíduos imunocomprometidos (como os doentes com VIH ou os que tomam medicamentos imunossupressores); utilizadores de bifosfonatos intravenosos; toxicodependentes (drogas e álcool); e doentes não cumpridores (incluindo os que sofrem de perturbações psicológicas e mentais) .[2]

Os doentes de risco significativo incluem os doentes com osso irradiado (devido a radioterapia); diabetes grave; distúrbios hemorrágicos (diátese hemorrágica, anticoagulação induzida por fármacos); e fumadores pesados. É crucial diferenciar e avaliar os riscos de fracasso do implante em relação aos riscos de complicações médicas. Nalguns casos, as condições médicas e os respectivos tratamentos podem aumentar o risco de fracasso do implante, embora representem um risco mínimo para o doente em geral.

Ao planear a colocação imediata de implantes dentários, também devem ser avaliados os factores de risco locais relacionados com considerações dentárias e anatómicas. Independentemente do local do dente, a avaliação deve incluir considerações sobre o crescimento (especialmente em adolescentes e adultos jovens), fenótipo gengival, saúde periodontal, estado dos dentes vizinhos (restauração/endodôntico), nível ósseo à volta dos dentes adjacentes, relação do alvéolo/ápice da raiz com o fundo do seio e o nervo alveolar inferior, presença de [1]maloclusão que requeira tratamento ortodôntico, volume ósseo, largura do local da restauração e presença de infecções ósseas significativas.

A colocação imediata na zona estética requer, adicionalmente, a avaliação das expectativas estéticas do paciente, da linha do sorriso/lábio, da forma da coroa, da arquitetura gengival, da espessura da tábua óssea facial, da presença de defeitos do tipo fenestração ou deiscência e dos métodos de provisionalização durante a fase de osteointegração.

Biomateriais

A colocação de implantes dentários imediatos representa um desafio significativo para os cirurgiões, independentemente do local do implante. A arquitetura do alvéolo pode variar muito, envolvendo considerações como a relação largura/comprimento, a presença de deiscências ou fenestrações, as limitações de altura interoclusal, a relação com os dentes adjacentes e a qualidade e quantidade de osso disponível. Dadas estas complexidades, é crucial que os clínicos escolham biomateriais que tenham sido exaustivamente documentados em estudos experimentais e clínicos para minimizar o risco de complicações ou falhas e para garantir um excelente resultado. Os biomateriais normalmente utilizados nos protocolos de colocação imediata incluem os próprios implantes, membranas de barreira e enxertos ou preenchimentos ósseos.

Relativamente ao desenho do implante, um dos factores críticos para uma colocação imediata e bem sucedida do implante é a obtenção de estabilidade primária inicial. Igualmente importante é a manutenção da altura e largura do osso após a osteointegração e restauração. Por conseguinte, é fundamental selecionar um desenho de implante que apoie estes dois objectivos.

As seguintes caraterísticas continuam a ser importantes [4]:

Forma do implante:

- Desenho roscado
- Forma cilíndrica ou cónica híbrida
- Várias combinações de comprimento/largura
- Geometria e passo da rosca para proporcionar estabilidade primária
- Plataforma ao nível do osso para colocação anterior
- Plataforma ao nível dos tecidos para colocação posterior

AbutmentZImplant Connection:

- Ligação interna
- Deslocação vertical ou horizontal da plataforma
- Ligação longa para estabilidade

Componentes protéticos:

- Componentes CAD/CAM disponíveis
- Titânio, ouro fundido ou zircónio

Superfície do implante:

- Textura micro-rugosa
- Bioativo

Uma consideração essencial na escolha de componentes de implantes e restaurações é a fiabilidade, estabilidade e apoio a longo prazo fornecidos pelo fabricante. É crucial optar por produtos apoiados por uma investigação científica sólida, conceitos de design inovadores e um serviço de apoio ao cliente sólido. Na prática clínica, não é invulgar encontrar pacientes que necessitam de novos pilares ou coroas para modelos de implantes mais antigos, apenas para descobrir que os componentes necessários já não estão disponíveis.

Membranas de barreira

As membranas de barreira possuem uma vasta documentação de ensaios experimentais em animais, estudos histológicos e ensaios clínicos em humanos, que demonstram a sua eficácia na regeneração óssea. Inicialmente desenvolvidas para a regeneração tecidular guiada (RTG) para restaurar a ligação perdida em defeitos periodontais, as membranas de barreira desempenham as seguintes funções na colocação imediata de implantes:

1. Prevenção do crescimento epitelial no defeito vertical/horizontal associado ao local do implante
2. Proteção dos enxertos ósseos
3. Proteção da placa labial contra a reabsorção após a colocação do implante

Inicialmente, as membranas de barreira eram feitas de ePTFE não reabsorvível, necessitando de uma segunda cirurgia para remoção. Frequentemente, estas membranas infectavam após exposição prematura, levando a resultados regenerativos comprometidos.

Atualmente, são desejáveis as seguintes caraterísticas nas membranas de barreira utilizadas nos procedimentos de colocação imediata de implantes:

- Natureza bioreabsorvível
- Ausência de reação de corpo estranho
- Período de reabsorção de, pelo menos, 3 meses
- Hidrofilicidade
- Rigidez e adaptabilidade adequadas
- Não há necessidade de cirurgia de recuperação
- Suscetibilidade mínima à infeção

Enxertos ósseos (enchimentos)

Nos procedimentos de colocação imediata de implantes, é comum encontrar espaços verticais ou horizontais entre a parede do alvéolo e a superfície do implante. Este espaço é particularmente benéfico ao longo da placa labial para evitar a necrose por compressão da parede óssea. Tanto os estudos experimentais como os clínicos indicam que os espaços horizontais inferiores a 2 mm podem regenerar-se eficazmente desde que se forme um coágulo sanguíneo e este não seja perturbado.

Para lacunas horizontais e verticais maiores, os enxertos ósseos demonstraram facilitar uma osseointegração mais rápida e reduzir o tempo de cicatrização. Também fornecem suporte às membranas de barreira, evitando o seu colapso para dentro do defeito. Originalmente, o coágulo autógeno e as lascas eram recomendados para este fim; no entanto, foram desenvolvidos novos produtos como alternativas para simplificar os procedimentos cirúrgicos para os clínicos e reduzir a morbilidade e o risco para os doentes.

Os enxertos autógenos continuam a ser a escolha padrão para pequenos defeitos de implantes. Quando são utilizados enxertos não autógenos, estes devem possuir as seguintes caraterísticas

Minimal foreign body reaction	Osteoconductivity	Low substitution rate
Favorable particulate size	Cost-effectiveness	Ease of handling

É crucial assegurar que os materiais de enxerto ósseo são hidratados antes da sua utilização, seguindo as recomendações do fabricante. Esta prática é apoiada por estudos experimentais, histológicos e clínicos.

Referências

1. Dawson, A., S. Chen, et al. A Classificação SAC em Implantologia. Berlim: Quintessence. Gelb, D. A. (1993). "Cirurgia de implante imediata: Avaliação retrospetiva de três anos de 50 casos consecutivos." Int J Oral Maxillofac Implants 2009,8(4): 388399.
2. Buser, D., T. von Arx, et al. "Princípios cirúrgicos básicos com implantes ITI". Clin Oral Implants Res 11 2000,Suppl 1: 59-68.
3. Hammerle, C. H., e N. P. Lang . "Cirurgia de fase única que combina a colocação de implantes transmucosos com regeneração óssea guiada e materiais bioabsorvíveis." Clin Oral Implants Res 2001, 12(1): 9-18.
4. Chen, S. T., T. G. Wilson, Jr., et al. (2004). "Colocação imediata ou precoce de implantes após extração dentária: Revisão da base biológica, procedimentos clínicos e resultados". Int J Oral Maxillofac Implants 19 Suppl: 12-25.

CAPÍTULO 5: CICATRIZAÇÃO DO LOCAL DE EXTRACÇÃO

Compreender as fases de cicatrização da ferida após a extração dentária é essencial para orientar a tomada de decisões críticas do cirurgião relativamente ao facto de um local ser adequado para abordagens de colocação de implantes imediatas, precoces ou tardias[1] .

Após a extração de um dente, o processo de cicatrização passa por cinco fases 2. Inicialmente, forma-se um coágulo de sangue a partir dos glóbulos vermelhos e brancos que circulam na zona. Durante os 4 a 5 dias seguintes, o coágulo é gradualmente substituído por tecido de granulação, acompanhado por células endoteliais e capilares em desenvolvimento. Entre os dias 14 e 16, o tecido de granulação transforma-se em tecido conjuntivo, caracterizado por fibroblastos fusiformes, fibras de colagénio e uma substância metacromática. A calcificação osteoide inicia-se no ápice e nas paredes laterais do alvéolo cirúrgico na quarta fase da cicatrização, normalmente num período adicional de 7 a 10 dias. Na sexta semana, o alvéolo está amplamente preenchido com trabéculas ósseas, ocorrendo um pico de atividade osteoblástica que diminui após a oitava semana. A quinta fase envolve o encerramento completo do epitélio do alvéolo, ocorrendo normalmente entre 24 e 35 dias após a extração. O preenchimento ósseo substancial continua das semanas 5 a 10, atingindo a sua conclusão na semana 16.

Utilizando cefalografias radiográficas, tanto Atwood et al. como Carlsson et al. documentaram alterações na altura e largura da maxila e mandíbula edêntulas após a extração de dentes[3] . As observações de Carlsson foram efectuadas durante um período de 5 anos em pacientes que receberam próteses imediatas. Johnson e Lekovic et al. também estudaram as alterações alveolares após a perda dentária, utilizando medições de modelos de estudo de diagnóstico[4] . Essas mudanças abrangem alterações tanto nas dimensões do tecido duro quanto na mucosa do tecido mole sobrejacente.

Nos primeiros 6 a 12 meses após a extração, há normalmente uma redução horizontal de 5 a 7 mm, o que representa aproximadamente 50% da largura inicial do rebordo. Para além disso, a altura vertical diminui 2,0 a 4,5 mm durante este período. Curiosamente, parecem ocorrer maiores alterações verticais quando estão envolvidas extracções múltiplas adjacentes, em comparação com locais de extração única.

Schropp e colegas utilizaram radiografia de subtração e medições do molde de estudo para observar quarenta e seis alvéolos de cicatrização em quarenta e seis pacientes durante um período de 4 a 12 meses[5] . O estudo incluiu locais de extração em molares e pré-molares maxilares e mandibulares. Os autores documentaram uma redução na largura vestíbulo-lingual de aproximadamente 50% (de 12,0 mm para 5,9 mm) durante o período de observação de 12 meses, com 66% desta alteração a ocorrer nas primeiras 12 semanas de cicatrização. Também notaram uma diminuição na altura da crista vestibular de 0,8 mm após 3 meses pós-extração.

Com base nas suas conclusões, recomenda-se que, se for planeado um implante para um local, este deve ser colocado o mais rapidamente possível após a extração para otimizar os resultados protéticos e o posicionamento do implante. Atrasar a colocação do implante aumenta a probabilidade de ser necessário um aumento ósseo, em simultâneo ou antes da inserção do implante. Os médicos devem ter em atenção que o potencial de cicatrização nos doentes pode variar em relação aos estudos controlados em animais e humanos, devido a vários factores sistémicos (como a saúde geral e os hábitos) e locais (incluindo o número e a proximidade dos dentes extraídos, as condições do alvéolo pré e pós-operatório, as caraterísticas dos tecidos e as próteses provisórias).

As áreas para investigação futura incluem a investigação dos efeitos do enxerto ósseo pós-extração, a utilização de factores de crescimento e proteínas morfogénicas ósseas, a eficácia das membranas de barreira e os resultados da colocação imediata de implantes com e sem carga imediata.

Referências

1. Chen, S. T., T. G. Wilson, Jr., et al. "Colocação imediata ou precoce de implantes após extração dentária: Revisão da base biológica, procedimentos clínicos e resultados". Int J Oral Maxillofac Implants 19 Suppl: 2004,12-25.
2. Amler, M. H., P. L. Johnson, et al. "Investigação histológica e histoquímica da cicatrização do alvéolo alveolar humano em feridas de extração não perturbadas." J Am Dent Assoc 196-,61: 32-44.
3. Atwood, D. A., e W. A. Coy, "Estudo clínico, cefalométrico e densitométrico da redução de cristas residuais". J Prosthet Dent 1971,26(3): 280-295.
4. Johnson, K. "Um estudo das alterações dimensionais que ocorrem na maxila após o tratamento de prótese imediata de face fechada". Aust Dent J 1969, 14(6): 370-376.
5. Schropp, L., A. Wenzel, et al. "Cicatrização óssea e alterações do contorno dos tecidos moles após a extração de um único dente: Um estudo prospetivo clínico e radiográfico de 12 meses". Int J Periodontics Restorative Dent

2003,23(4): 313-323.

CAPÍTULO 6: GESTÃO DE TECIDOS MOLES PARA IMPLANTES IMEDIATOS

Durante muitos anos, o fecho primário do retalho sobre implantes colocados imediatamente foi considerado crucial 1. A diferença de tamanho e forma entre o alvéolo de extração e um implante imediato resulta normalmente numa lacuna à volta da parte coronal do implante. Muitas vezes, podem também estar presentes defeitos ósseos pré-existentes no local da extração. Dependendo da sua dimensão, estes defeitos ósseos podem requerer tratamento com técnicas regenerativas .[2]

A cobertura de tecido mole sobre a área do implante foi reconhecida como essencial para promover o preenchimento ósseo adjacente ao implante. Factores como o osso interdentário, a anatomia dos tecidos moles, a linha do sorriso, a oclusão e o espaço interdentário são considerações críticas na colocação de implantes imediatos na zona estética 3.

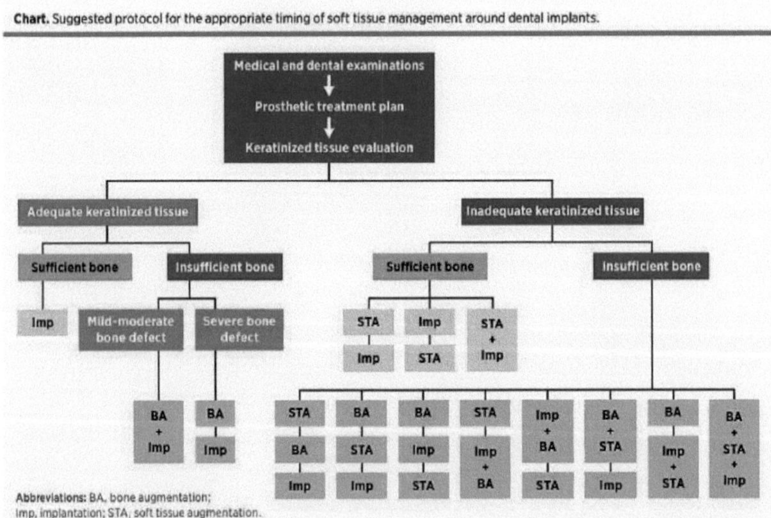

Chart. Suggested protocol for the appropriate timing of soft tissue management around dental implants.

A ênfase recente na implantologia dentária realçou a importância da gestão dos tecidos moles. Na região anterior, a espessura, a largura e o contorno da gengiva desempenham um papel significativo na obtenção de uma estética óptima. Uma gengiva fina e estreita pode contribuir para problemas como recessão gengival, perda óssea, acumulação de placa bacteriana, inflamação gengival, dificuldades na manutenção da higiene oral, dificuldade em efetuar impressões protéticas, visibilidade da sombra cinzenta do implante, estética comprometida e insatisfação do paciente 4.

Os autores propõem um protocolo na tabela que descreve o momento recomendado para a gestão dos tecidos moles (ST) à volta dos implantes dentários, com base na espessura gengival do paciente (KT) e no estado do osso no momento da colocação do implante. Dado o impacto significativo da altura (HT) e da espessura dos tecidos moles nos resultados da regeneração óssea, os autores defendem uma avaliação inicial do estado dos tecidos moles centrada nestas dimensões. Esta avaliação tem em conta vários factores, incluindo a experiência do médico, o método utilizado para medir os parâmetros dos tecidos moles (como a espessura, a altura e a profundidade vestibular), a necessidade de regeneração da altura do osso, o local de colocação do implante e o posicionamento do implante em relação aos dentes vizinhos. A avaliação dos tecidos moles em candidatos a implantes revela normalmente uma espessura gengival adequada ou inadequada.

Espessura e altura adequadas do KT

1. Se o osso for de qualidade e quantidade adequadas nas 3 dimensões, pode ser colocado um implante.

2. Se o osso for inadequado: a. Se o defeito ósseo for ligeiro a moderado, a colocação do implante e o aumento ósseo (BA) são efectuados simultaneamente. b. Se o defeito ósseo for grave, é efectuada primeiro uma BA. Depois, quando a qualidade óssea óptima tiver sido alcançada em todas as 3 dimensões, é inserido um implante.

Espessura ou altura inadequada do KT

1. Se o osso for de qualidade e quantidade adequadas nas 3 dimensões, o médico escolhe uma das seguintes sequências de tratamento, com base na preferência pessoal e na experiência profissional:

a. A STA é efectuada primeiro. Depois de se verificar que a espessura e a altura da ST são adequadas, é colocado um implante.

b. Primeiro é colocado um implante. A STA é efectuada em simultâneo com a cirurgia de implante de segunda fase ou após o tratamento de restauração.

c. A colocação de implantes e a STA podem ser efectuadas em simultâneo.

2. Se o osso for inadequado, o médico escolhe entre as seguintes sequências de tratamento, com base na preferência pessoal e na experiência profissional:

a. A STA é efectuada em primeiro lugar. Segue-se a BA num procedimento separado. Depois de asseguradas a ST e a HT adequadas, é colocado um implante.

b. Primeiro é efectuada a BA. Segue-se a STA num procedimento separado. Depois de asseguradas a ST e a HT adequadas, é colocado um implante.

c. A BA é efectuada primeiro. Depois de se verificar que a HT é adequada, o implante é colocado. A STA é efectuada após a cirurgia de implantação.

d. A STA é efectuada primeiro. Após a ST ser considerada adequada, a colocação do implante e a BA são efectuadas ao mesmo tempo.

e. O implante é colocado em simultâneo com a BA. Após o aumento ósseo e o local do implante terem cicatrizado adequadamente, é efectuada a STA

REFERÊNCIAS

1. Becker W, Becker BE. Desenhos de retalhos para minimizar a recessão adjacente a locais de implantes anteriores maxilares: um estudo clínico. Int J Oral Maxillofac Implants 1996: 11: 46-54
2. Becker W, Becker BE, Handelsman M. Regeneração de tecidos guiada para implantes colocados em alvéolos de extração e para deiscências de implantes: técnicas cirúrgicas e relato de casos. Int J Periodontics Restorative Dent 1990: 10: 376-391.
3. Garber DA. O implante dentário estético: deixar a restauração ser o guia. J Oral Implantol 1996: 22: 45-50.
4. Abraham S, Deepak KT, Ambili R, Preeja C, Archana V. Biótipo gengival e seu significado clínico - uma revisão. Saudi J Dent Res. 2014;5(1):3-7.

CAPÍTULO 7: GESTÃO DOS TECIDOS DUROS NA COLOCAÇÃO IMEDIATA DE IMPLANTES

Tanto os estudos pré-clínicos como clínicos demonstraram que a colocação imediata de implantes por si só não mantém a anatomia alveolar, resultando frequentemente em deiscência óssea e subsequente recessão dos tecidos moles, o que afecta significativamente os resultados estéticos. Foram identificados vários factores que podem ajudar a atenuar a reabsorção óssea após a colocação imediata de implantes, incluindo o tamanho do alvéolo alveolar, a espessura da tábua óssea vestibular, as dimensões do espaço vestibular, os procedimentos sem retalho, o diâmetro do implante, o posicionamento do implante, a utilização de enxertos ósseos e a aplicação de enxertos de tecido conjuntivo.

ALVÉOLO E TÁBUA ÓSSEA VESTIBULAR

Alterações dimensionais após a extração de dentes

Após a extração dentária, o processo de cicatrização (remodelação) provoca alterações dimensionais no rebordo alveolar (modelação). Schropp et al. observaram que pré-molares e molares tipicamente experimentam aproximadamente 50% de redução na largura do rebordo alveolar nos primeiros 6 meses após a extração, com mudanças adicionais ao longo de 12 meses, resultando no posicionamento do rebordo vestibular 1,2 mm apicalmente em comparação com o lado lingual[1] . A investigação de Araujo e Lindhe em modelos animais indicou que o osso do feixe é reabsorvido durante as fases iniciais de cicatrização após a extração[2] . Uma revisão sistemática salientou ainda que as alterações dimensionais horizontais (2,73 mm) são mais pronunciadas do que as alterações verticais (1,71 mm) nas zonas médio-bucais em regiões não-molares, o que é consistente com achados anteriores.

Os factores locais, como a inflamação, o número de dentes extraídos, os defeitos ósseos existentes, a técnica de extração, bem como os factores sistémicos, como o tabagismo, podem exacerbar a reabsorção óssea. A colocação de implantes não altera o processo de remodelação, o que significa que a perda óssea vestibular persiste mesmo com a colocação de implantes do tipo 1. Consequentemente, a remodelação óssea após a extração dentária conduz inevitavelmente à formação de defeitos no rebordo alveolar. Estes defeitos podem representar desafios técnicos durante a colocação de implantes e podem afetar negativamente os resultados estéticos da reabilitação suportada por implantes.

Factores que podem afetar as alterações dimensionais pós-extração

Vários factores podem influenciar significativamente o processo de cicatrização do alvéolo após a extração dentária. Estes factores podem afetar tanto a cicatrização natural do alvéolo como a colocação imediata de implantes e podem ser classificados como locais, cirúrgicos ou sistémicos.

Na cicatrização de alvéolos naturais, está bem comprovado que as zonas molares sofrem normalmente uma maior redução das dimensões do rebordo alveolar em comparação com as zonas não molares, exceto no que se refere às alterações verticais do meio da face. Além disso, a espessura do osso facial está intimamente associada à extensão da reabsorção do osso alveolar, sendo que um osso facial mais espesso resulta geralmente numa menor reabsorção do rebordo. As localizações não-molares requerem frequentemente procedimentos de enxerto ósseo mais frequentes devido à sua dimensão horizontal mais ampla, que sofre uma perda óssea significativa após a extração. Em contraste, as zonas de molares, apesar de sofrerem uma perda óssea substancial, permitem frequentemente a colocação de implantes sem enxertos ósseos adicionais numa maior proporção de casos.

Além disso, a anatomia e a integridade do alvéolo, a espessura dos tecidos moles, a largura da mucosa queratinizada, a altura dos tecidos supracrestais, a presença de diabetes, o hábito de fumar, a história de periodontite e as variáveis cirúrgicas, como a elevação do retalho ou o encerramento primário, também desempenham papéis cruciais na determinação das alterações dimensionais do rebordo alveolar pós-extração .[3]

Espessura da parede bucal

O impacto da espessura da parede vestibular foi estudado tanto durante a colocação imediata do implante como após 3-6 meses de cicatrização. Foi confirmado histologicamente que as tábuas ósseas vestibulares mais finas conduzem a uma maior perda óssea vestibular vertical, tal como observado em estudos com animais. Recomenda-se que uma espessura da parede vestibular de, pelo menos, 2 mm durante a colocação de implantes do tipo 1 é crucial para obter resultados óptimos, estabelecendo este limiar abaixo do qual os procedimentos de aumento se tornam necessários.

Descobertas recentes de uma revisão sistemática sublinham a raridade desta condição clínica ideal. A revisão destacou que na região anterior do maxilar, a parede óssea vestibular é predominantemente fina, com medições em incisivos e caninos tipicamente inferiores a 1 mm. Estudos clínicos individuais relataram, de forma semelhante, que cerca de 85% dos dentes anteriores apresentam uma espessura da parede vestibular ≤1 mm, com menos de 5% a cumprir o critério de espessura de 2 mm. Em sítios de pré-molares, aproximadamente 60% têm uma espessura de parede vestibular de ≤1 mm, enquanto cerca de 10% atingem ≥2 mm de espessura.

Tendo em conta estes resultados, a aplicação do critério de 2 mm necessitaria de um aumento ósseo na maioria das colocações de implantes do tipo 1, particularmente na maxila anterior [4-8]

Localização anterior/posterior

Apesar das maiores alterações dimensionais observadas após a extração dentária em locais molares em comparação com locais não molares, os estudos demonstraram que os locais não molares requerem frequentemente procedimentos de enxerto ósseo mais frequentes antes ou durante a colocação do implante (69,7% vs. 45,9%, respetivamente). Esta tendência pode ser atribuída a vários factores. Em primeiro lugar, as zonas molares têm geralmente um rebordo alveolar mais largo em comparação com as zonas não molares. Mesmo após uma reabsorção significativa, esta largura pode ainda ser adequada para acomodar o implante dentro do envelope ósseo e manter uma altura e espessura suficientes do tecido, apesar da perda de volume vestibular. Em segundo lugar, as considerações estéticas relacionadas com a preservação do volume dos tecidos são normalmente menos críticas em locais posteriores do que em regiões anteriores [9].

Tamanho da lacuna

Após a extração de um dente, o alvéolo alveolar excede frequentemente o diâmetro do implante, resultando num espaço entre a superfície do implante e as paredes do alvéolo, designado por "distância de salto". A influência do tamanho deste espaço na regeneração óssea foi investigada em vários estudos. Por exemplo, um estudo histológico com biópsias humanas revelou que os espaços até 1,5 mm apresentavam um preenchimento completo do defeito ósseo sem necessidade de membranas (citação). Por outro lado, os gaps de 4 mm ou mais foram associados a um preenchimento ósseo incompleto, mesmo quando foram utilizadas membranas. Adicionalmente, experiências em cães indicaram que os implantes que ocupam a maior parte do alvéolo com gaps inferiores a 1 mm podem levar a uma maior reabsorção óssea.

Apesar destes resultados, as observações clínicas sugerem que as lacunas superiores a 3 mm podem ainda assim atingir um preenchimento ósseo completo com cicatrização submersa em

humanos. No entanto, os casos em que a cicatrização óssea foi incompleta envolveram consistentemente espaços de 3 mm ou mais. Por conseguinte, embora o preenchimento ósseo histológico completo possa não ser obrigatório para o sucesso clínico, é desejável atingir este resultado para obter resultados a longo prazo na terapia com implantes[10]

Posicionamento do implante

A posição dos implantes na cavidade alveolar é crítica, uma vez que uma colocação tridimensional incorrecta pode levar a uma reabsorção óssea vestibular significativa. A investigação indica que os implantes colocados mais bucalmente correm um maior risco de recessão bucal e subsequentes defeitos de deiscência óssea. Os estudos histomorfométricos efectuados em cães demonstraram que os implantes posicionados lingualmente sofrem uma menor perda óssea vertical em comparação com os implantes centrados no alvéolo. Do mesmo modo, estudos clínicos em humanos revelaram que os implantes anteriores colocados numa posição palatina apresentam uma menor recessão gengival médio-bucal do que os colocados mais bucalmente.

O aumento da reabsorção observado quando os implantes são colocados bucalmente dentro do alvéolo, como discutido anteriormente, pode estar relacionado com espaços mais estreitos (<1 mm) entre o implante e a parede interna do alvéolo[11].

Defeitos de deiscência

Outra consideração crítica é a presença de defeitos de deiscência pré-existentes em locais pós-extração, onde a perda das paredes do alvéolo é frequentemente observada. Um estudo clínico que comparou várias técnicas - como a ausência de aumento, a membrana reabsorvível com auto-enxerto ósseo, o auto-enxerto isolado ou a membrana não reabsorvível - evidenciou uma perda óssea horizontal significativa. Especificamente, a perda óssea horizontal foi 58% maior quando um defeito de deiscência estava presente no momento da colocação do implante, em comparação com locais com uma parede óssea vestibular intacta. Por conseguinte, a resolução dos defeitos de deiscência é crucial, especialmente para implantes na zona estética. Paredes ósseas vestibulares insuficientes estão associadas a um maior risco de recessão gengival, mesmo com técnicas como procedimentos sem retalho, fenótipo de tecido espesso ou utilização de enxertos de tecido conjuntivo .[12]

Fenótipo periodontal

Embora a recessão gengival vestibular possa não comprometer a sobrevivência do implante, tem um impacto significativo nos resultados estéticos. Um fenótipo periodontal fino está frequentemente correlacionado com uma tábua óssea vestibular fina composta principalmente por osso bundle, que tende a reabsorver após a extração dentária, independentemente da colocação imediata do implante. Quando um fenótipo periodontal fino está presente, observa-se frequentemente uma recessão gengival após a colocação do implante. Uma revisão sistemática indicou que 21,4% dos implantes imediatos registaram uma recessão gengival vestibular superior a 1 mm, sendo que os locais caracterizados por um fenótipo periodontal fino apresentam um maior risco de recessão.

Num ensaio aleatório controlado que comparou implantes imediatos submersos com implantes não submersos, a recessão gengival vestibular foi mais prevalente nos casos com um fenótipo periodontal fino em comparação com os casos com um fenótipo espesso - 85% versus 38%, respetivamente. A média de recessão gengival vestibular foi de aproximadamente 1,50 mm nos casos de fenótipo fino e 0,56 mm nos casos de fenótipo grosso. Dado que as deiscências ósseas estão frequentemente associadas a um fenótipo periodontal fino e contribuem para o risco de recessão gengival, podem ser necessários procedimentos de aumento dos tecidos moles durante a colocação imediata de implantes para mitigar as complicações estéticas.[13-17]

ENCAIXE PÓS-EXTRACÇÃO

CLASSIFICAÇÕES

Foram propostas diferentes classificações de alvéolos pós-extração. A avaliação dos tecidos moles e duros bucais pode ser considerada um dos aspectos clinicamente mais relevantes para a colocação imediata de implantes.

Elian et al.[18] classificaram os alvéolos em três tipos, de acordo com a presença ou ausência de tecidos moles e duros:

• Tipo I: Tecido mole bucal e tábua óssea bucal em níveis normais em relação à junção cemento-esmalte do dente extraído e permanecem intactos após a extração (Figura 1A)

Tipo II: Tecidos moles faciais ao nível normal, mas tábua óssea vestibular reduzida após extração dentária (Figura 1B).

• Tipo III: recessão gengival vestibular e tábua óssea vestibular a um nível reduzido (Figura 1C).

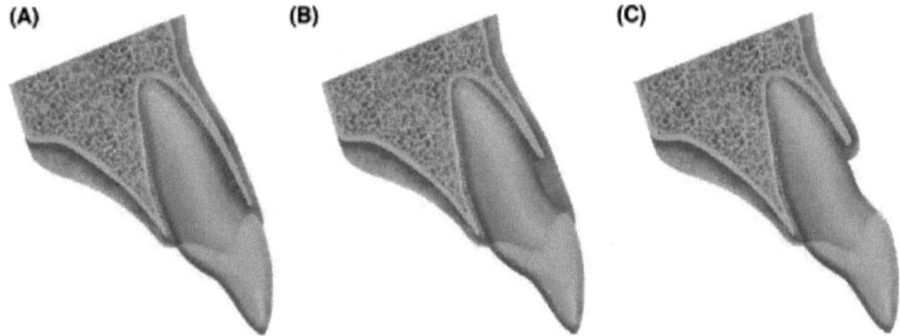

Figura 1: Classificação de **Elian et al**. dos alvéolos de acordo com a presença ou ausência de tecidos moles e duros vestibulares.

(A) Tomada de tipo I.

(B) Tomada de tipo II.

(C) Tomada de tipo III.

Foi ainda proposta uma subclassificação para as cavidades do tipo II, uma vez que, segundo alguns autores, a classificação de Elian et al. não descrevia as cavidades do tipo II com pormenor suficiente para abranger algumas situações clínicas.

Chu et al.[1] 9 incluiu o seguinte:

- Tipo 2A: Tecidos moles intactos e deiscência da tábua óssea vestibular até ao terço coronal (≤6 mm da margem gengival livre; Figura 2A)

Tipo 2B: tecidos moles intactos e deiscência de até dois terços da tábua óssea vestibular (7-9 mm da margem gengival livre; Figura 2B).

- Tipo 2C: tecidos moles intactos e apenas o terço apical da tábua óssea bucal está presente (≥10 mm da margem gengival livre)

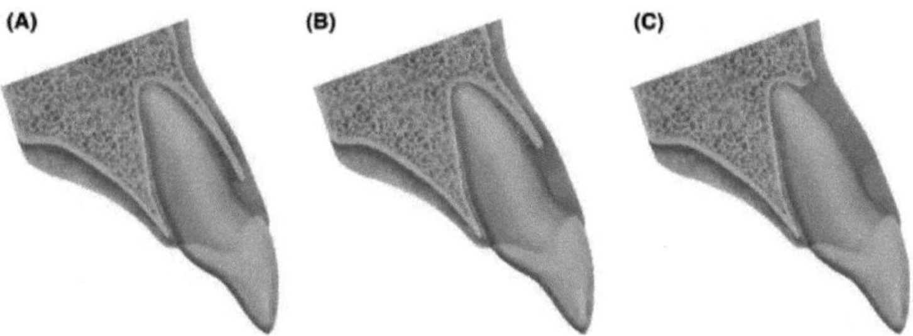

Figura 2:Chu et al.[19] subclassificação dos alvéolos Tipo II de acordo com a distância da deiscência da tábua óssea vestibular até à margem do tecido mole. (A) alvéolo Tipo 2A (≤6 mm da margem gengival livre). (B) Alvéolo tipo 2B (7-9 mm da margem gengival livre). (C) Base do tipo 2C (≥10 mm da margem gengival livre).

Referência

1. Schropp L, Wenzel A, Kostopoulos L, Karring T. Cicatrização óssea e alterações do contorno dos tecidos moles após extração de um único dente: um estudo prospetivo clínico e radiográfico de 12 meses. Int JPeriodontics Restor Dent. 2003;23(4):313-323.
2. Araujo MG, Lindhe J. Alterações dimensionais da crista após a extração dentária. Um estudo experimental no cão. J Clin Periodontol.2005;32(2):212-218
3. Chappuis V, Araújo MG, Buser D. Relevância clínica das alterações dimensionais ósseas e de tecidos moles pós-extração em sítios estéticos.Periodontologia 2000. 2017;73(1):73-83.
4. Spray JR, Black CG, Morris HF, Ochi S. A influência da espessura do osso na resposta do osso marginal facial: colocação na fase 1 até à descoberta na fase 2. Ann Periodontol. 2000;5(1):119-128.
5. Qahash M, Susin C, Polimeni G, Hall J, Wikesjo UME. Dinâmica da cicatrização óssea em locais peri-implantares bucais. Clin Oral Implants

Res.2008;19(2):166-172.

6. Sanz M, Cecchinato D, Ferrus J, et al. Implantes colocados em alvéolos de extração recentes na maxila: resultados clínicos e radiográficos de um exame de acompanhamento de 3 anos. Clin Oral Implants Res.2014;25(3):321-327.
7. Tsigarida A, Toscano J, de Brito Bezerra B, et al. Buccal bone thicknessof maxillary anterior teeth: a systematic review and metaanalysis. JClin Periodontol. 2020;47(11):1326-1343.
8. Huynh-Ba G, Pjetursson BE, Sanz M, et al. Análise das dimensões da parede do alvéolo ósseo no maxilar superior em relação à colocação imediata de implantes. Clin Oral Implants Res. 2010;21(1):37-42
9. Couso-Queiruga E, Stuhr S, Tattan M, Chambrone L, Avila-OrtizG. Alterações dimensionais pós-extração: uma revisão sistemática e uma análise de dados. J Clin Periodontol. 2021;48(1):126-144
10. Arahjo MG, Wennstrom JL, Lindhe J. Modelação das paredes ósseas vestibular e lingual de locais de extração recentes após a instalação de implantes. Clin Oral Implants Res. 2006;17(6):606-614
11. Chen ST, Darby IB, Reynolds EC. A prospective clinical studyof non-submerged immediate implants: clinical outcomes andesthetic results. Clin Oral Implants Res. 2007;18(5):552-562
12. Chen ST, Darby IB, Adams GG, Reynolds EC. Um estudo prospetivo-clínico de técnicas de aumento ósseo em implantes imediatos. Clin Oral Implants Res. 2005;16(2):176-184
13. Chen ST, Buser D. Resultados clínicos e estéticos de implantes colocados em locais pós-extração. Int J Oral Maxillofac Implants.2009;24(Suppl):186-217.
14. Kan JYK, Roe P, Rungcharassaeng K, et al. Classificação da posição da raiz sagital em relação ao arcabouço ósseo maxilar anterior para colocação imediata de implantes: um estudo de tomografia computorizada de feixe cónico. Int J Oral Maxillofac Implants. 2011; 26(4):873- 876.
15. Kan JY, Rungcharassaeng K, Lozada JL, Zimmerman G. Estabilidade dos tecidos gengivais faciais após colocação imediata e pro -Visionalização de implantes unitários anteriores maxilares: um acompanhamento de 2 a 8 anos. J Prosthet Dent. 2011;106(5):342.
16. Raes F, Cosyn J, Crommelinck E, Coessens P, De Bruyn H. Tratamento imediato e convencional com implantes unitários na maxila anterior: resultados de uma série de casos ao fim de 1 ano sobre a resposta e a estética dos tecidos duros e moles. J Clin Periodontol. 2011;38(4):385- 394.
17. Cosyn J, Hooghe N, De Bruyn H. Uma revisão sistemática sobre a

frequência de recessão avançada após tratamento com implantes unitários imediatos. J Clin Periodontol. 2012;39(6):582-589

18. Elian N, Cho S-C, Froum S, Smith RB, Tarnow DP. Uma classificação simplificada do alvéolo e técnica de reparação. Pract Proced AesthetDent. 2007;19(2):99-104.
19. Chu SJ, Sarnachiaro GO, Hochman MN, Tarnow DP.Subclassificação e tratamento clínico de alvéolos de extração com defeitos de deiscência dentoalveolar labial. Compend ContinEduc Dent. 2015;36(7):518-522

CAPÍTULO 8: IMPLANTES IMEDIATOS NA ESTÉTICA ZONA

Os dentes anteriores desempenham um papel crucial não só na alimentação e na fala, mas também na formação da estética facial, constituindo muitas vezes uma parte significativa da identidade de uma pessoa. Consequentemente, a perda de um dente anterior é uma experiência traumática para pacientes de qualquer idade. Para aliviar o seu sofrimento físico e emocional, os pacientes procuram uma solução de restauração rápida e fixa. Aqueles que sofreram traumas graves e perderam vários dentes geralmente compreendem que restaurar os seus dentes à sua aparência original pode ser quase impossível.

Com uma comunicação adequada por parte do dentista, as suas expectativas podem ser geridas, levando-os a aceitar uma restauração que, embora estética e funcional, pode não reproduzir na perfeição os seus dentes e gengivas originais. No entanto, o nível de expetativa muda significativamente quando apenas um dente anterior é perdido. Nestes casos, os pacientes normalmente antecipam que tanto o "branco" (dente) como o "rosa" (gengiva) podem ser restaurados para corresponder exatamente ao dente adjacente.

O desafio surge porque a perda de dentes desencadeia dois fenómenos bem conhecidos: o achatamento e a perda das papilas proximais, bem como a perda óssea horizontal e vertical. Isto complica o processo de restauração, especialmente quando se pretende obter uma correspondência exacta com o dente existente.

Dois avanços abriram caminho para a preservação da arquitetura do osso e dos tecidos moles no segmento superior anterior. O primeiro é o reconhecimento de que a colocação de um implante imediatamente após a extração pode atenuar a perda óssea no local, mantendo o aspeto vestibular acima do dente restaurado o mais próximo possível da sua aparência pré-trauma. 1.

Outro método para preservar o osso vestibular e a arquitetura gengival é a técnica "Socket-Shield". Esta técnica consiste em cortar a raiz mesiodistalmente, deixando a porção vestibular ligada ao osso bucal e colocando o implante por trás da mesma.

Etapas da colocação e carga imediata de implantes na zona estética

A obtenção de sucesso estético a longo prazo em restaurações anteriores e a manutenção da arquitetura gengival requerem uma análise abrangente da condição da área lesada. Os pacientes devem estar bem informados e compreender a sua situação para desenvolver expectativas realistas relativamente ao potencial resultado final.

Avaliação do sítio

A condição e a altura do osso à volta do alvéolo, particularmente na zona vestibular e perto dos dentes adjacentes, são factores críticos. A perda óssea em qualquer direção, especialmente na área vestibular, tem um impacto significativo na capacidade de restaurar a estética do local. A perda óssea devida a infeção, doença periodontal, fratura da raiz ou danos acidentais no delicado osso bucal durante a extração pode contraindicar a colocação e carga imediatas dos implantes. Nestes casos, pode ser necessária uma abordagem faseada, incluindo o aumento ósseo e/ou gengival, antes da colocação do implante. O tipo de gengiva também é importante, uma vez que a gengiva de biótipo espesso é mais fácil de gerir do que a gengiva de biótipo fino. No entanto, com uma gestão cuidadosa, podem ser obtidos bons resultados com qualquer tipo de gengiva.

Alterações no desenho dos implantes e no protocolo de perfuração

A colocação e carga imediata de implantes é um procedimento dentário bem estabelecido e fiável, com elevadas taxas de sucesso. Tal como acontece com outros métodos de colocação de implantes, alcançar uma elevada estabilidade inicial é crucial para o sucesso a curto e longo prazo. No entanto, existe uma distinção fundamental na forma como os implantes imediatos e os implantes padrão atingem a sua estabilidade primária. Os implantes standard ganham estabilidade ao longo de todo o seu comprimento, enquanto os implantes imediatos ganham estabilidade principalmente através das roscas da sua secção apical. Isto deve-se ao facto de o diâmetro do alvéolo de extração ser tipicamente mais largo do que o diâmetro do implante. (Figura 1).

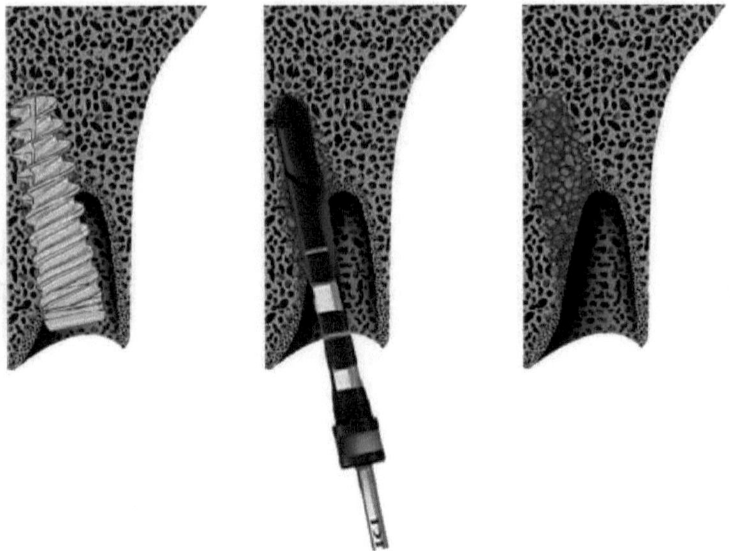

Figura 1: Áreas de suporte para um implante anterior.

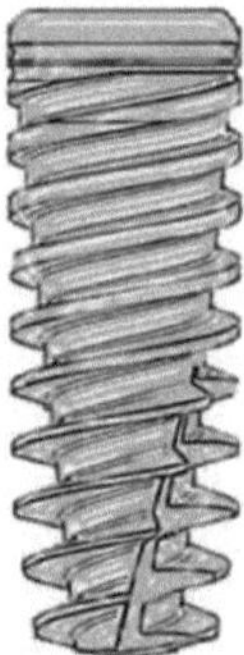

Figura 2: Um implante com um desenho de parafuso apical largo

Por conseguinte, é altamente recomendável que o dentista selecione um implante com roscas apicais profundas e afiadas (Figura 2) que possam cortar eficazmente o osso para garantir uma elevada estabilidade inicial. Adicionalmente, o dentista deve modificar o protocolo de perfuração padrão, considerando o diâmetro do núcleo apical do implante, para assegurar que a osteotomia não é mais larga do que este núcleo. Esta abordagem, conhecida como "under drilling", envolve a obtenção de uma elevada estabilidade inicial através das roscas apicais e uma ligeira compressão do osso na secção apical do implante .[2]

Uma vez que cada sistema de implante tem diâmetros variáveis na secção apical e diferentes diâmetros de broca, o dentista tem de compreender bem estes parâmetros para o sistema que está a ser utilizado. Isto assegura que a osteotomia é suficientemente pequena para proporcionar uma elevada estabilidade do implante e, ao mesmo tempo, suficientemente grande para a penetração do núcleo do implante. Um planeamento adequado com estas considerações assegurará uma estabilidade inicial elevada (acima de 35NCM), suportando a colocação imediata de uma restauração provisória que atinja a estética sem ser sujeita a cargas oclusais funcionais.

Profundidade de perfuração e posição do implante

O posicionamento 3D exato da cabeça do implante é crucial para uma restauração ideal[3] . Normalmente, uma profundidade de 3-4 mm é suficiente para criar um perfil de emergência adequado sem formar uma bolsa gengival profunda que seja difícil de manter. As restaurações aparafusadas são significativamente melhores do que as restaurações cimentadas para restaurações temporárias em implantes imediatos. Isto deve-se principalmente ao facto de não estar envolvido cimento, evitando que este seja acidentalmente empurrado para o alvéolo fresco. Para além disso, as restaurações aparafusadas são mais fáceis de manipular e não é aplicada qualquer força vertical ao implante recém-colocado durante a preparação e a prova da coroa provisória. Assim, ao colocar o implante, deve ter-se o cuidado de posicionar a abertura na área do cíngulo do dente restaurado e num ângulo que permita um acesso fácil ao parafuso de retenção a partir do lado palatino da coroa.

Relativamente à profundidade do implante, muitos dentistas desconhecem as diferenças entre os implantes platform-switching e os implantes hexagonais internos padrão no que diz respeito à posição da plataforma de restauração. Nos implantes hexagonais internos standard, a coroa pode emergir da plataforma do implante ou muito perto dela. No entanto, nos implantes platform-switching, existe um intervalo de 1-2 mm entre a plataforma do implante e a base da restauração. Por conseguinte, quando se utilizam implantes com platform-switching, a cabeça do implante deve ser colocada mais profundamente do que quando se utilizam implantes hexagonais internos padrão.

Criação de uma coroa provisória com um perfil de emergência que suporta a gengiva

O osso alveolar é essencial para suportar a gengiva. A insuficiência óssea no aspeto vestibular do alvéolo, nos aspectos proximais ou mesmo no aspeto palatino pode levar à recessão gengival, "buracos negros" e achatamento da arquitetura gengival[4] . Por conseguinte, é crucial assegurar que o alvéolo está intacto após a extração e que o osso o rodeia completamente. Quando esta condição é cumprida, é benéfico apoiar o tecido gengival imediatamente após a extração com uma coroa provisória bem trabalhada. Esta coroa manterá a forma das gengivas e das papilas. O método mais eficaz e direto é utilizar uma coroa provisória aparafusada com um desenho de perfil de emergência "pôntico ovalado" na sua base, virado para o implante[5] .(Figura 3).

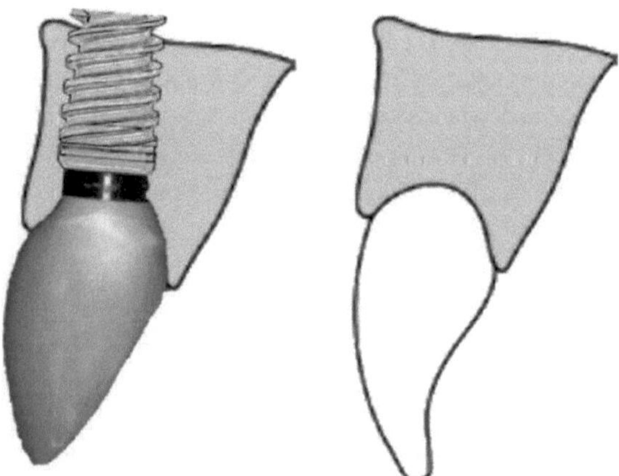

Figura 3. Desenho do pôntico ovalado.

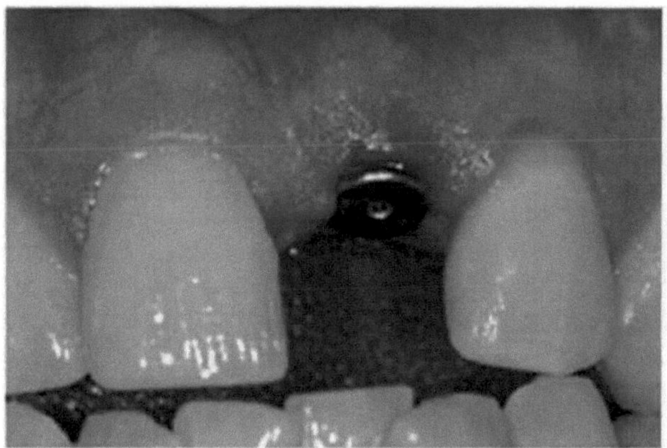

Figura 4. Tecido à volta de uma tampa de cicatrização padrão

A utilização de um pilar de cicatrização padrão, de forma redonda, não é ideal porque cria uma abertura circular na gengiva que não corresponde à arquitetura gengival necessária (Figura 4). Por conseguinte, quando são utilizados pilares de cicatrização padrão, podem ser necessários procedimentos cirúrgicos adicionais para obter o contorno gengival pretendido. A conceção de um perfil de emergência adequado envolve a análise da posição 3D da cabeça do implante, a sua profundidade e o nível de suporte exigido pelos tecidos gengivais. Uma profundidade de 3-4 mm é adequada para criar uma forma correta de pôntico ovalado que suporte as gengivas (Figura 5).

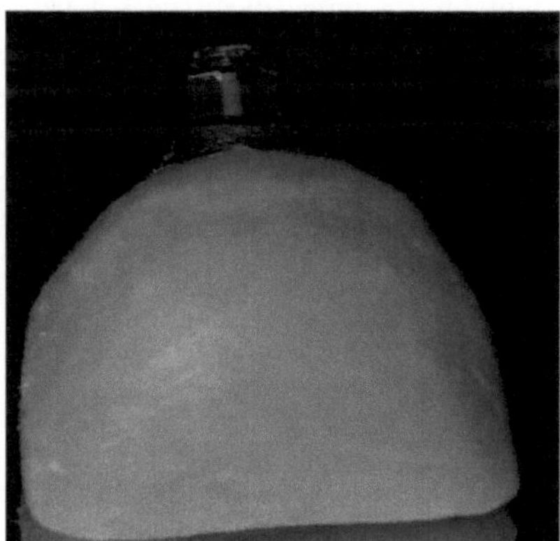

Figura 5. Perfil de emergência do pôntico ovalado.

O aspeto gengival da coroa provisória deve ser polido para evitar a irritação da gengiva e a acumulação de placa bacteriana, e os doentes devem ser instruídos sobre as técnicas de limpeza adequadas. Uma vez que os tecidos gengivais sofrem alterações e retração durante a fase de cicatrização, podem ser necessários pequenos ajustes ao perfil de emergência após a osseointegração estar completa para obter um resultado esteticamente agradável. Uma vez fabricada a coroa provisória, esta deve ser fixada firmemente ao implante e o orifício de acesso deve ser selado. Os ajustes oclusais devem assegurar cargas oclusais mínimas ou inexistentes sobre a coroa durante a fase de cicatrização. Os contactos proximais devem ser mínimos, mas suficientes para evitar a impactação de alimentos entre a coroa provisória e os dentes adjacentes.

Os pacientes devem compreender que a coroa provisória foi concebida apenas para suportar as gengivas e para fins estéticos. Devem evitar morder, mastigar ou aplicar quaisquer forças (como fumar ou hábitos de parafunção) que possam comprometer o sucesso do implante. É crucial não remover a coroa provisória durante o período de cicatrização e osseointegração para permitir uma maturação gengival adequada. Quando gerida corretamente, esta abordagem ajuda a preservar a arquitetura gengival, tal como evidenciado aquando da remoção das coroas provisórias.

Transferência de dados gengivais para o laboratório dentário

Para garantir que o técnico de laboratório replica com precisão a coroa provisória, a forma interna da arquitetura gengival cicatrizada deve ser transferida para o laboratório. Existem vários métodos disponíveis para este fim, incluindo impressões à base de silicone e digitalização intra-oral, que são amplamente aceites[6] . Além disso, é aconselhável fornecer uma impressão física do perfil de emergência e da forma da coroa provisória (Figura 9), juntamente com fotografias de vários ângulos. Estes auxiliares ajudam o técnico a visualizar melhor a forma necessária e o seu contexto.

Manutenção a longo prazo

Tal como os dentes naturais, os tecidos que rodeiam um implante são dinâmicos e sofrem alterações constantes influenciadas por factores como a placa bacteriana, o cálculo e a acumulação de alimentos ao longo do tempo. A manutenção diária deve incluir uma escovagem suave, a utilização de fio dentário ou de um super-floss sob a coroa de forma oval-pontiaguda. Além disso, os pacientes devem reconhecer a importância de consultas de controlo regulares e de limpezas profissionais efectuadas por um higienista para garantir o sucesso a curto e a longo prazo do implante e da respectiva restauração.

Diretrizes clínicas para resultados estéticos.

Thick and intact buccal bone wall	Thick gingival biotype	Minimal trauma in tooth extraction
Presence of at least three socket walls—ideally four walls	Implant design	Slight palatal/lingual positioning of implant
Primary implant stability with engagement of 3–4 mm bone apical to root apex	Implant shoulder should be placed 2–3 mm apical to anticipated gingival margin	Fill the gap between implant and inner bone surface using a low resorbing bone graft material with or without membrane

Referências

1. Slagter KW, den Hartog *L,* Bakker NA, Vissink A, Meijer HJ, Raghoebar GM. Colocação imediata de implantes dentários na zona estética: Uma revisão sistemática e análise conjunta. Jornal de Periodontologia. 2014;85(7):e241-e250
2. Cochran DL. A evidência para a carga imediata de implantes. Journal of evidence based dental practice. 2006;6(2):155-163
3. Tarnow D, Elian N, Fletcher P, Froum S, Magner A, Cho SC, et al. Distância vertical entre a crista óssea e a altura da papila interproximal entre implantes adjacentes. Journal of Periodontology. 2003;74(12):1785-1788
4. Wheeler SL. Complicações dos implantes na zona estética. Jornal de Cirurgia Oral e Maxilofacial. 2007;65(7):93-102
5. Spear FM. A utilização de implantes e pônticos ovais na zona estética. Compêndio de Formação Contínua em Medicina Dentária (Jamesburg, NJ: 1995). 2008;29(2):72-74
6. Elian N, Tabourian G, Jalbout ZN, Classi A, Cho S-C, Froum S, et al.

Transferência exacta do perfil de emergência dos tecidos moles peri-implantares da coroa provisória para a prótese final utilizando um molde de perfil de emergência. Journal of Esthetic and Restorative Dentistry. 2007;19:306-314.

CAPÍTULO 9: IMPLANTE IMEDIATO NA REGIÃO POSTERIOR

Substituição de molares superiores com próteses restauradas por implantes

Existem várias opções de tratamento aquando da extração de um dente molar superior, incluindo as seguintes:

1. O aumento do defeito do alvéolo de extração utilizando material particulado e uma membrana de cobertura segura pode ser obrigatório quando confrontado com uma ou mais das seguintes situações

Colocação planeada de implantes e restauração na zona estética de um paciente, que enfrenta um compromisso significativo no rebordo alveolar vestibular.

Colocação planeada de implantes num alvéolo de extração com osso interradicular remanescente insuficiente para fixar o implante na posição pretendida para a restauração, influenciada pela morfologia da raiz ou pela perda óssea patológica.

Colocação planeada do implante num alvéolo de extração que é demasiado largo para estabilizar adequadamente o implante na posição pretendida para a restauração.

2. Colocação de implantes num defeito de alvéolo de extração, seguida da utilização de materiais particulados e membranas adequados para ajudar na regeneração do osso alveolar à volta de um implante de tamanho adequado.

3. Colocação de um implante no alvéolo de extração após impactação apical do núcleo ósseo autógeno, seguida da aplicação de materiais particulados e de uma membrana para apoiar a regeneração do osso alveolar à volta do implante no interior do defeito residual do alvéolo.

4. Aumento do defeito residual do alvéolo de extração através da terapia de aumento do seio lateral e da utilização de material particulado e membrana.

5. Realização de uma terapia de aumento do seio lateral em simultâneo com a colocação de implantes, com o objetivo de regenerar o osso alveolar no defeito residual do alvéolo de extração, utilizando material particulado e membranas colocadas de forma segura.

É crucial estabelecer critérios claros para definir o sucesso após o aumento de defeitos do alvéolo de extração antes de selecionar materiais e tratamentos. O sucesso deve abranger tanto a regeneração óssea no alvéolo de extração como a restauração da morfologia pré-patológica do rebordo alveolar. Isto inclui assegurar ângulos ósseos bucais e palatinos/linguales adequados para suportar uma espessura óssea óptima à volta do implante e manter contornos estéticos dos tecidos moles. Embora esta abordagem exija uma execução técnica precisa e materiais específicos, geralmente reduz ou elimina a necessidade de procedimentos adicionais de enxerto de tecidos moles.

A colocação de implantes na região posterior do maxilar é altamente dependente de factores específicos do paciente e do local. Antes de iniciar o tratamento, seja no momento da extração do dente ou em áreas edêntulas, é essencial determinar as dimensões mínimas de implante necessárias com base no plano de tratamento individualizado do paciente. Após esta avaliação, é necessário avaliar se um implante com o tamanho pretendido pode ser colocado numa posição de restauração ideal imediatamente ou após a terapia regenerativa em locais edêntulos. Se a colocação em condições ideais não for viável, devem ser efectuados procedimentos regenerativos antes de considerar a colocação do implante.

Aumento e colocação de implantes na altura da extração de molares superiores

Aumento sem colocação simultânea de implantes

Se a morfologia da raiz de um molar superior ou a destruição óssea periodontal grave à volta de um dente não restaurável impedir a colocação imediata de implantes, recomenda-se uma abordagem faseada. O dente é cuidadosamente seccionado e cada raiz é extraída utilizando cirurgia piezoeléctrica e periótomos concebidos para preservar o osso inter-radicular. Após o desbridamento completo do defeito, uma trefina de diâmetro adequado é posicionada sobre o osso interradicular, preparando uma osteotomia até 1 mm do fundo do seio. A avaliação radiográfica da integridade da membrana do seio guia este processo; se a membrana puder ser comprometida durante a trepanação perto do alvéolo de extração, um osteótomo é suavemente malhado para levantar a membrana antes da utilização da trefina. Se o osso interradicular for suficientemente móvel sob a pressão do osteótomo, a trepanação pode ser desnecessária.

Se for necessário efetuar uma trepanação, o núcleo é implantado 1 mm mais superficialmente do que a profundidade da trepanação. Se não for utilizada uma trefina, o núcleo é implantado 1 mm mais raso do que a altura do osso inter-radicular para evitar que se desprenda dentro da cavidade sinusal. Este método assegura que a membrana sinusal permanece intacta e que o núcleo permanece dentro dos limites do osso alveolar. São colocados materiais particulados e uma membrana de cobertura adequada é fixada com tachas de fixação. São utilizados desenhos de retalhos para obter um encerramento primário passivo, conforme descrito na literatura existente .[1]

Após a regeneração óssea, estará presente osso suficiente na área inter-radicular anterior para a colocação adequada do implante.
Um exemplo clínico desta abordagem de tratamento é evidente nas Figuras 1 a 4.

Colocação de implantes no momento da extração do molar superior

Se existir osso inter-radicular adequado para a colocação de um implante com as dimensões desejadas numa posição de restauração ideal após a secção do dente e a extração suave de um molar superior, deve agora ser avaliada a morfologia do osso inter-radicular e a necessidade ou não de altura óssea adicional. Após esta avaliação, o tratamento será efectuado de uma das quatro formas seguintes.

Se não for necessária uma altura óssea alveolar adicional:

1. Quando se trata de um septo interradicular largo, definido como um septo que cobre completamente a superfície rugosa do implante aquando da sua manipulação, é preparada uma osteotomia inicial com uma broca-guia de 2,2 mm até à sua profundidade final. De seguida, são utilizados osteótomos cónicos sequenciais, correspondentes à sequência de perfuração do implante, para expandir o osso interradicular. A perda do aspeto mais crestal do osso interradicular durante a manipulação é normalmente insignificante. Este processo cria uma osteotomia de tamanho adequado para acomodar o implante planeado e comprime lateralmente o osso, aumentando a estabilidade do implante inserido.

Dependendo da morfologia final do osso interradicular manipulado, é selecionado um implante de plataforma larga de paredes paralelas ou um implante cónico com um ápice de 4,8 mm de largura e uma plataforma de 6,5 mm de largura. Se a utilização de um implante cónico resultar numa perda significativa de osso inter-radicular à medida que este se alarga no seu terço crestal, opta-se por um implante de paredes paralelas. Os implantes cónicos oferecem vantagens como um melhor preenchimento do defeito residual do alvéolo de extração em redor do implante e uma maior área de superfície do implante para osseointegração.

Se forem colocados materiais particulados e uma membrana de cobertura firmemente fixada à volta do implante, a manipulação do retalho segue a técnica descrita para assegurar o encerramento primário passivo durante o processo de regeneração. No entanto, se a utilização de um implante cónico tiver preenchido o defeito residual do alvéolo de extração ou tiver resultado numa dimensão de defeito horizontal de 3 mm ou menos, os materiais regenerativos podem não ser necessários. A decisão de evitar materiais regenerativos e proceder à colocação de implantes numa só fase também depende da extração atraumática do dente e da preservação das paredes do alvéolo alveolar intactas.

2. Quando se depara com um septo ósseo interradicular estreito após a secção e extração do dente - definido como um septo que não cobre a superfície rugosa do corpo do implante após a manipulação - são utilizados protocolos específicos de preparação do local e estratégias de seleção do implante.

Inicialmente, a cirurgia piezoeléctrica é utilizada para entalhar o aspeto mais crestal do osso interradicular, estabelecendo um ponto de referência para a utilização de um osteótomo cónico. Este osteótomo é então utilizado para atingir a profundidade final da osteotomia planeada. Os osteótomos cónicos de alargamento sequencial, correspondentes à sequência de perfuração do sistema de implantes, são utilizados para espalhar e moldar o osso interradicular residual até à profundidade de osteotomia pretendida.

Ao contrário da osteotomia mais larga de 4,2 mm necessária para um implante de plataforma larga convencional, a osteotomia neste caso é alargada apenas para 3,5 mm. Em vez disso, é selecionado um implante com um ápice de 4,1 mm de largura e uma plataforma de 6,5 mm de largura. Esta configuração do implante permite a colocação no osso interradicular manipulado, garantindo a estabilidade primária sem alargar excessivamente o osso interradicular, o que poderia comprometer a sua integridade e função estabilizadora.

Após a colocação do implante, são aplicados materiais regenerativos e membranas de cobertura adequados, e são geridos os desenhos dos retalhos.

Se for necessária uma altura óssea adicional na área inter-radicular:

Quando a altura do osso alveolar é inadequada na crista do seio maxilar para a colocação de um implante com as dimensões pretendidas, o tratamento é efectuado de uma das duas formas seguintes, dependendo da morfologia do osso inter-radicular.

Quando se trata de um septo interradicular largo, é utilizada uma trefina de 2,2 mm de largura e um osteótomo de extremidade plana para implodir o osso interradicular. O local da osteotomia é então expandido com osteótomos de tamanho sequencial, alinhados com a sequência de perfuração do sistema de implantes a utilizar. Cada osteótomo é cuidadosamente levado até à profundidade pretendida, assegurando que o milímetro mais crestal do núcleo interradicular implodido permanece dentro dos limites apicais do osso alveolar residual.

Uma vez preparado o local da osteotomia conforme necessário, é selecionado um implante de parede reta com uma plataforma de 6,5 mm de largura ou um implante de extremidade cónica com um ápice de 4,8 mm de largura e uma plataforma de restauração de 6,5 mm de largura, com base na morfologia final do osso alveolar manipulado, conforme descrito anteriormente.

Quando se trata de um septo interradicular estreito, são utilizados osteótomos de extremidade cónica de alargamento sequencial para implodir o osso interradicular coronal ao pavimento do seio e expandir o osso interradicular para acomodar um implante de extremidade cónica com um ápice de 4,1 mm de largura e uma plataforma de restauração de 6,5 mm de largura. A osteotomia inter-radicular é alargada para 3,5 mm, o implante é então inserido e são utilizados materiais regenerativos e desenhos de retalhos adequados, tal como descrito anteriormente.

É importante notar que a avaliação da morfologia e da saúde do osso interradicular residual ocorre tipicamente após a secção do dente e a remoção da raiz. Uma radiografia periapical fornece apenas uma visão limitada da morfologia e quantidade de osso interradicular entre as raízes mesio-bucais e disto-bucais do primeiro molar. A estabilidade do implante depende do osso entre as raízes vestibulares e a raiz palatina. Por conseguinte, as radiografias anteriores à remoção dos dentes oferecem informações limitadas, especialmente nos casos em que as raízes vestibulares são convergentes ou fundidas.

A estrutura de decisão acima descrita fornece uma abordagem estruturada para o aumento previsível da maxila posterior, com ou sem a colocação simultânea de implantes no momento da extração do molar superior.

Num estudo que envolveu 391 locais onde foram colocados implantes imediatamente após a extração de molares superiores, foi utilizada uma combinação de implantes de parede paralela e cónicos. Após um período funcional médio de 30,9 meses, a taxa de sucesso cumulativa dos implantes foi de 99,5% .[2]

Colocação de implantes no momento da extração de pré-molares superiores

A extração de um dente pré-molar superior e o desbridamento do defeito são realizados de acordo com o protocolo discutido. A presença de patologia periapical não exclui a colocação de implantes ou a terapia regenerativa. Publicações recentes demonstraram que os implantes colocados imediatamente em locais com patologia periapical ativa têm taxas de sobrevivência equivalentes às dos locais sem patologia periapical. Esta conclusão é apoiada por estudos retrospectivos e por um estudo que comparou ambas as abordagens de tratamento em 64 pacientes.[3]

Os médicos enfrentam várias decisões relativamente à colocação de implantes tridimensionais, dimensões dos implantes e desenho dos implantes quando tratam esta área.

Na extração de um bicúspide maxilar com duas raízes, o dente é hemiseccionado e as raízes são removidas, como descrito anteriormente. O aspeto mais coronal do septo ósseo interradicular é então removido com um rongeur para fornecer uma base óssea estável para a preparação da osteotomia. Este passo é omitido quando se extrai um bicúspide de raiz única.

A morfologia única do primeiro pré-molar maxilar é caracterizada por um rácio entre a dimensão buco-palatina e a dimensão mesio-distal. Por conseguinte, o clínico tem ao seu dispor várias opções de posicionamento do implante vestibulopalatino, desde que tenha sido estabelecida uma base óssea estável para iniciar a osteotomia, através da remoção ou modificação do osso interradicular residual.

Estas opções incluem o seguinte:

1. A colocação do implante na área do alvéolo radicular vestibular de um bicúspide com duas raízes, ou no terço vestibular do alvéolo de extração para uma substituição de um bicúspide com uma raiz, parece inicialmente vantajosa. Posiciona o implante perto do corredor vestibular e alinha-se com os aspectos vestibulares dos dentes adjacentes. No entanto, esta abordagem tem desvantagens. Coloca o implante perto de osso vestibular fino, impedindo a utilização de materiais de enxerto de absorção lenta entre o implante e a placa óssea vestibular para contrariar a reabsorção pós-operatória do osso delicado do feixe vestibular. Além disso, a obtenção de uma restauração final de tamanho e dimensões adequados pode necessitar de um cantilever palatino significativo, o que é indesejável devido a questões relacionadas com a distribuição de forças e cuidados domiciliários.

2. A colocação do implante na área do alvéolo radicular palatino de um bicúspide com duas raízes, ou no terço palatino do alvéolo de extração para uma substituição de um bicúspide com uma raiz, é preferível à colocação bucal. Este posicionamento permite que os procedimentos "preservem" o osso bucal à volta do implante. Além disso, proporciona maior flexibilidade ao dentista restaurador na gestão dos contornos finais da restauração, aumentando assim o potencial para alcançar os resultados estéticos desejados. No entanto, as desvantagens incluem a

potencial criação de um cantilever vestibular e de um rebordo, e o risco de a restauração poder interferir com a função da língua durante a fala ou a função, levando potencialmente à insatisfação do paciente.

3. A colocação do implante no osso interradicular ou no terço central do alvéolo de extração, dependendo se foi extraído um dente com duas ou uma raiz, é geralmente a abordagem mais desejável. Embora a colocação de um implante nesta posição após a extração de um dente com duas raízes possa exigir a manipulação ou remoção do osso interradicular e a utilização de uma técnica de osteotomia por pressão diferencial, o resultado é um implante que pode ser facilmente restaurado de uma forma saudável, estável e esteticamente agradável.

Diâmetro e profundidade do implante

A dimensão mesio-distal limitada na região do primeiro pré-molar maxilar médio, juntamente com a necessidade de manter pelo menos 2 mm de espaço entre o implante e os dentes adjacentes, levou muitos clínicos e fabricantes a recomendar a utilização de implantes de diâmetro mais estreito (3,3 a 3,8 mm) nesta área. No entanto, devido à carga funcional significativa que o primeiro pré-molar maxilar suporta, existem preocupações quanto à resistência a longo prazo destes implantes e dos seus pilares. A utilização de um implante de liga de titânio-zircónio, que é significativamente mais forte do que um implante de titânio tradicional, pode ajudar a mitigar estas preocupações de resistência. No entanto, quando se opta por um implante de diâmetro mais estreito, é importante ter cuidado ao selecionar um pilar de cerâmica, uma vez que este é mais suscetível à fratura em comparação com um pilar num implante mais largo. Por conseguinte, é frequentemente aconselhável restaurar um implante mais estreito na região do primeiro pré-molar do maxilar com um pilar de titânio.

A profundidade do implante depende do diâmetro do implante em relação ao diâmetro desejado da restauração na área cervical, à medida que sai da gengiva. Deve existir uma transição suave do colo do implante através da gengiva para os contornos supragengivais da restauração, evitando falhas significativas no rebordo. Consequentemente, um implante mais estreito tem de ser colocado mais fundo do que um mais largo na mesma situação.

Após a colocação do implante, a terapia regenerativa é efectuada conforme necessário. Para a colocação de implantes aquando da extração do pré-molar superior, devem ser considerados os seguintes princípios: o pré-molar mandibular tem um rácio de dimensão bucolingual e mesio-distal maior em comparação com o pré-molar superior. Este facto permite ao médico escolher entre um implante ao nível dos tecidos e um implante ao nível do osso para o pré-molar inferior.

A região dos molares superiores apresenta frequentemente o problema oposto encontrado na arcada mandibular. A doença e a atrofia nesta área resultam tipicamente em perda óssea apical e medial. Os cirurgiões também devem considerar a cavidade sinusal e a potencial pneumatização. Na procura de osso estável, os implantes são frequentemente colocados na direção do palato do paciente, resultando num posicionamento buco-palatal do implante. Esta abordagem pode colocar desafios de restauração significativos.

A colocação do implante na direção buco-palatina pode levar a uma carga fora do eixo, dependendo da extensão da atrofia óssea. O movimento palatino apical do implante pode forçar a(s) coroa(s) restauradora(s) para a "zona neutra" maxilar, interferindo potencialmente com a língua do paciente e causando uma sensação de apinhamento. Além disso, uma colocação mais palatina do elemento restaurador pode complicar a capacidade do dentista restaurador para criar um esquema oclusal aceitável. Em casos extremos, isto pode exigir a construção da oclusão em mordida cruzada.

Uma questão relacionada, mas frequentemente negligenciada, é o papel protetor que um molar superior desempenha quando corretamente posicionado na arcada. O overjet vestibular de um molar superior protege a mucosa bucal, ajudando o paciente a evitar "morder a bochecha". Conseguir o equilíbrio correto na colocação de uma restauração de um molar superior é crucial. O overjet excessivo pode ser incómodo para o paciente e pode causar dor na mucosa que contacta com a coroa. Por outro lado, um overjet inadequado pode levar a lacerações repetidas e danos na mucosa, uma vez que esta fica presa entre os dentes maxilares e mandibulares.

Ao tratar a região dos molares superiores, o dentista restaurador deve considerar o aumento do espaço interarcos resultante da perda óssea. As restaurações terão de ser colocadas em implantes posicionados mais apicalmente do que os dentes originais, levando a coroas ocluso-apicais maiores que podem parecer volumosas para o paciente.

Esteticamente, a região molar é menos exigente do que outras áreas da arcada dentária. A escolha entre implantes ao nível dos tecidos e implantes ao nível do osso depende mais do sistema de implantes utilizado e da facilidade de restauração do que das necessidades estéticas. O diâmetro do implante também desempenha um papel na decisão de restauração, com os dentistas a preferirem implantes com um diâmetro próximo de 6 mm para restaurações de molares. Uma abordagem de implante ao nível do tecido é frequentemente favorecida pela sua facilidade de restauração, uma vez que é mais simples de restaurar. Além disso, a utilização de pilares de stock na maioria dos casos torna esta opção mais económica em comparação com os implantes ao nível do osso.

Ao considerar a restauração de implantes na região pré-molar, o dentista restaurador depara-se com menos desafios anatómicos. Os implantes bem posicionados, alinhados mesial e distalmente ao longo da crista, e vestíbulo-lingualmente dentro da crista, podem ser restaurados sem grande preocupação com a curva de Wilson. No entanto, os implantes na região pré-molar de qualquer arcada estão sujeitos a considerações estéticas significativas. Estas maiores exigências estéticas favorecem a utilização de implantes ao nível do osso. Os implantes ao nível do osso permitem que o dentista restaurador desenvolva um perfil de emergência estético, fazendo a transição do osso através dos tecidos moles para o espaço de restauração. Os tecidos que rodeiam a restauração suportada por implantes podem ser moldados para proporcionar a aparência de um dente natural enquadrado pelos tecidos gengivais. Embora os implantes ao nível do osso sejam tecnicamente mais difíceis de restaurar do que os implantes ao nível dos tecidos, os benefícios e a versatilidade desta abordagem compensam o nível de competência mais elevado necessário.

A área dos pré-molares inferiores tem, normalmente, menores exigências estéticas em comparação com a região dos pré-molares superiores. A presença do lábio inferior e da mucosa bucal oculta frequentemente os aspectos cervicais dos dentes mandibulares. A escolha entre implantes ao nível dos tecidos e implantes ao nível do osso nesta área é influenciada tanto pelo ambiente de colocação como pelas preferências do médico.

Os implantes ao nível do osso são preferidos pelas suas opções de restauração e versatilidade. A sua capacidade de emergir de um ponto mais baixo no alvéolo permite a utilização de uma plataforma mais larga em comparação com os implantes tissue-level. Esta profundidade extra facilita o desenvolvimento papilar ótimo, uma vez que o espaçamento interproximal é controlado por um pilar personalizado e não pela cabeça do implante. Além disso, os implantes mais largos oferecem uma maior resistência, contribuindo para uma maior durabilidade geral.

Este conceito conduz naturalmente à ideia de "troca de plataforma".[4] Em vez de utilizar um pilar que corresponda ao diâmetro da plataforma do implante, opta-se por um pilar mais estreito. Este pilar mais estreito reduz o impacto no epitélio juncional e no tecido conjuntivo mole, permitindo que a largura biológica se estabeleça mais alto no implante. Consequentemente, isto resulta numa menor perda óssea crestal peri-implantar, em comparação com cenários sem troca de plataforma.

O dentista restaurador deve reconhecer a importância da troca de plataforma, particularmente em regiões onde a placa vestibular é fina. Ao utilizar a troca de plataforma, a zona inflamatória no microgap da junção implante-pilar é posicionada mais longe da interface osso-implante. Isto reduz os danos na crista óssea à volta do implante, preservando assim a estética da área.

A colocação do implante deve ser efectuada de forma a facilitar ao dentista restaurador a restauração do implante e a devolver ao doente a forma e função desejadas na área tratada. Idealmente, a posição do implante deve alinhar-se com o dente que está a ser substituído. No entanto, isto nem sempre é possível devido a factores anatómicos e limitações de espaço na arcada, que podem obrigar a uma colocação não uniforme no alvéolo.

O espaço inter-arcos limitado pode causar uma angulação mesial-distal do implante, empurrando o aspeto mesial da plataforma do implante mais profundamente nos tecidos do que o aspeto distal. Nestes casos, a escolha de um implante tissue-level resultará numa margem mesial subgengival, possivelmente necessitando de um pilar personalizado para trazer a linha de cimento para uma área lavável. Optar por um implante bonelevel pode colocar o aspeto marginal do implante onde o osso no lado mesial do implante e o lado distal do dente adjacente obstruem o assentamento da coifa de impressão e/ou pilar personalizado. No maxilar, o tecido palatino espesso e profundo em alguns pacientes pode complicar ainda mais esta situação. O aspeto vestibular da plataforma do implante pode ser supragengival, enquanto a área palatina se encontra profundamente abaixo dos tecidos palatinos, necessitando de um pilar personalizado para elevar a linha de cimento para uma posição limpa.

Quando a colocação do implante se desvia do centro vestibular-lingual ideal do alvéolo, o dentista responsável pela restauração pode ter de efetuar ajustes protéticos para obter o resultado pretendido. Um implante colocado demasiado perto da placa óssea vestibular apresenta desafios de restauração e problemas estéticos, uma vez que limita o espaço para a porcelana, resultando potencialmente numa coroa demasiado volumosa no corredor vestibular. Este posicionamento também pode causar reabsorção da placa vestibular ao longo do tempo, levando a uma restauração inestética. De um ponto de vista restaurador, é preferível errar para o lado lingual ou palatino da crista, dentro do razoável. Este mau posicionamento pode ser corrigido através da colocação em cantilever do aspeto vestibular da coroa para alinhar a(s) coroa(s) suportada(s) por implantes com os dentes adjacentes e opostos. No entanto, esta abordagem torna a manutenção da restauração mais difícil para o paciente.

Cenários de restauração

Ao planear uma restauração de implante, é crucial ter em consideração a dentição oposta. Isto é especialmente importante nas regiões posteriores, uma vez que um esquema oclusal incorreto pode afetar significativamente a longevidade do implante. O dentista restaurador pode deparar-se com três cenários: restaurações implanto-suportadas que se opõem a dentes naturais, restaurações implanto-suportadas que se opõem a uma prótese removível e restaurações implanto-suportadas que se opõem a outras restaurações implanto-suportadas.

Quando uma restauração de implante se opõe aos dentes naturais, as forças oclusais são tão fortes como as da função dente a dente. Ao contrário dos dentes naturais com um ligamento periodontal que fornece feedback propriocetivo, as restaurações implanto-suportadas não têm este controlo neural, o que pode comprometer o sistema de auto-proteção do paciente e potencialmente levar a uma sobrecarga do implante se o esquema oclusal não for corretamente concebido. Normalmente, isto implica assegurar um contacto cêntrico entre o dente natural e a coroa suportada por implantes. A força exercida por este contacto deve ser calibrada para corresponder ao ponto de carga final do ligamento periodontal dos dentes naturais. A força da coroa do implante deve corresponder à força que o dente natural suportaria sem o sobrecarregar ou aos dentes naturais adjacentes. Isto pode ser conseguido articulando e fabricando com precisão o elemento de restauração num modelo mestre montado num articulador. Além disso, o feedback do paciente durante a colocação permite um ajuste fino da oclusão.

As restaurações suportadas por implantes opostos a uma prótese removível têm o menor risco de sobrecarga. Estas restaurações beneficiam do amortecimento proporcionado pelos dentes acrílicos e, em áreas edêntulas não suportadas pelos dentes, pelo tecido mole que cobre o rebordo.

Por outro lado, as restaurações implanto-suportadas que se opõem a outras restaurações implanto-suportadas apresentam o esquema oclusal mais complexo de desenvolver. Sem um ligamento periodontal, não existe um mecanismo de feedback protetor para sinalizar forças excessivas ao paciente. Esta situação requer uma montagem precisa dos modelos principais e uma atenção meticulosa à oclusão durante a entrega. A sobrecarga das restaurações pode ser facilmente ignorada e não detectada, sendo muitas vezes revelada apenas por falhas de material, tais como fracturas de porcelana que indicam forças excessivas sobre a restauração.

Seleção da modalidade de tratamento adequada

Para além da competência técnica, os médicos devem ter conhecimentos sobre as indicações, contra-indicações e resultados esperados a longo prazo de cada abordagem terapêutica. A perceção de um médico influencia significativamente o desenvolvimento dos seus planos de tratamento.

Por exemplo, quando um paciente apresenta uma perfuração endodôntica de um primeiro molar superior, comprometendo a sua raiz mesial-bucal, as opções de tratamento incluem a ressecção da raiz seguida de restauração, remoção e substituição por uma ponte de três unidades, ou remoção e substituição por um implante, pilar e coroa. Se um clínico acreditar que o local da extração tem de cicatrizar antes de colocar um implante, necessitando de um aumento do seio maxilar e de uma terceira sessão cirúrgica, é pouco provável que opte por um plano de tratamento deste tipo. No entanto, se o clínico compreender que o dente pode ser extraído, um implante colocado imediatamente, com terapia concomitante, se necessário, e o dente restaurado cerca de cinco meses mais tarde, a ideia de utilizar um implante torna-se muito mais apelativa.

Os clínicos conscienciosos efectuam análises terapêuticas e de custo/benefício antes de desenvolverem planos de tratamento. Muitas vezes, as discussões sobre o custo/benefício centram-se apenas nos aspectos financeiros, mas uma análise abrangente começa com a avaliação do custo biológico de cada opção de tratamento. A opção biologicamente superior deve ser selecionada e implementada.

Só se duas ou mais opções oferecerem benefícios biológicos iguais é que o nível seguinte de análise - avaliação estética - deve ser considerado. A opção com resultados estéticos superiores deve então ser escolhida.

Se as avaliações biológicas e estéticas não distinguirem as opções, a próxima análise de custo/benefício deve considerar os aspectos terapêuticos - a que tratamentos o paciente terá de se submeter.

Só se estas três análises - biológica, estética e terapêutica - produzirem resultados iguais é que se efectua uma análise financeira de custo/benefício. É importante ter em conta a previsibilidade e os custos futuros nesta análise financeira.

Diretrizes clínicas para a colocação imediata de implantes na região posterior.

- Os doentes devem ser não fumadores
- Uma tomografia computorizada de feixe cónico pré-operatória para minimizar o risco, especialmente na mandíbula
- Biótipo gengival espesso e largura adequada do tecido queratinizado ($\geq$ 2 mm)
- Extração atraumática com cirurgia sem retalho, se possível
- Apenas locais com paredes do alvéolo intactas após a extração
- A preparação da osteotomia varia consoante o tipo de alvéolo
- Implantes a serem submersos (até 2 mm) abaixo da crista óssea vestibular se a crista óssea vestibular for fina (<2 mm)

A placa vestibular fina (<2 mm) pode exigir uma colocação mais lingual do implante com enxerto de fenda e/ou sobre-enxerto vestibular

- As lacunas entre o implante e as paredes do alvéolo são geralmente enxertadas se tiverem $\geq$ 2 mm de largura
- Xenoenxerto ou aloenxerto mineralizado de preferência
- A estabilidade inicial do implante deve ser estabelecida

- Cura submersa se a estabilidade primária for inferior a 25 e o valor da frequência de ressonância for inferior a 60

REFERÊNCIAS

1. Fugazzotto PA. Relato de 302 procedimentos consecutivos de aumento de rebordo: considerações técnicas e resultados clínicos. *Int J Oral Maxillofac Implants.* 1998;13(3):358-368.

2. Fugazzotto PA. Colocação de implantes no momento da extração de molares

superiores: protocolos de tratamento e relato de resultados. *J Periodontol.* 2008;79(2):216-223.

3. Fugazzotto PA. Uma análise retrospetiva de implantes colocados imediatamente em sítios com e sem patologia periapical em sessenta e quatro pacientes. *J Periodontol.* 2012;83(2): 182-186.

4. Canullo L, Fedele GR, Iannello G, Jepsen S. Platform switching and marginal bone-level alterations: Os resultados de um ensaio aleatório controlado. *Clin Oral Implants Res.* 2010;21(1):115-121.

5. Vela-Nebot X, Rodríguez-Ciurana X, Rodado-Alonso C, Segalà-Torres M. Benefícios de uma técnica de modificação da plataforma do implante para reduzir a reabsorção óssea da crista. *Implant Dent.* 2006;15(3):313-320.

CAPÍTULO 10: PROTOCOLOS CLÍNICOS E TÉCNICOS ACTUALIZADOS PARA A COLOCAÇÃO PREVISÍVEL DE IMPLANTES IMEDIATOS

A colocação imediata de implantes em alvéolos de extração recentes e a sua restauração na mesma consulta oferece várias vantagens, com taxas de sucesso comparáveis às dos procedimentos tradicionais de implantes em várias etapas[1] . Os principais benefícios incluem um maior conforto para o paciente, eliminando várias etapas de tratamento e longos períodos de cicatrização, tudo isto numa única consulta. Esta abordagem também proporciona resultados estéticos imediatos. A colocação e restauração imediata de implantes pode limitar ou mesmo evitar a reabsorção óssea e dos tecidos moles que ocorre frequentemente após a perda do dente, preservando a função e a estética .[2]

O protocolo atualizado de implantes imediatos

Planeamento de etapas e sequências

A chave para o sucesso da colocação imediata de implantes em alvéolos de extração recentes. É essencial que a equipa dentária compreenda e execute corretamente cada passo para obter resultados estéticos previsíveis a longo prazo.

Oito etapas fundamentais desta abordagem sistemática (Fig. 1):

1. restauração provisória do dente a ser extraído
2. extração atraumática
3. colocação ideal de implantes com guia cirúrgico
4. estabilidade inicial acima do binário de 35 Ncm
5. Embalagem óssea 3D
6. entrega de pilares personalizados
7. revestimento provisório
8. TCTG.

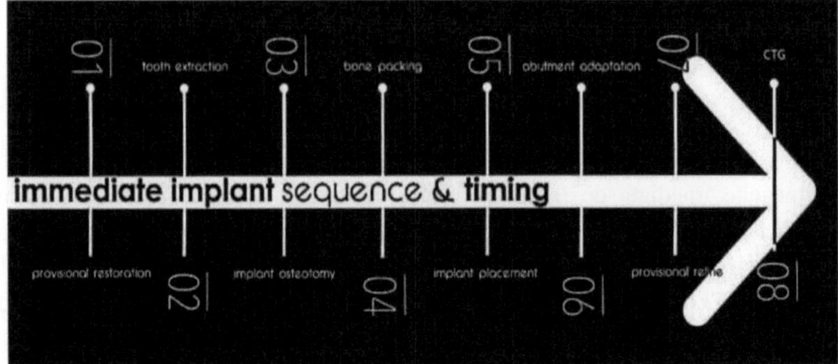

Figura 1: As oito etapas críticas do protocolo de implante imediato

É criada uma restauração provisória para o dente que se pretende extrair, seguida de uma moldagem final em polivinil siloxano (PVS) e de um exame CBCT do dente preparado. A avaliação digital e o planeamento virtual da posição ideal do implante são então realizados com recurso a software informático. É produzida uma guia cirúrgica impressa em 3D para uma colocação precisa do implante. No laboratório, é utilizado um PVS ou uma impressão digital para construir o modelo mestre, que se alinha com a posição prospetiva do implante indicada pela guia cirúrgica.

Antes da cirurgia, é fabricada uma réplica do dente preparado num pilar personalizado para o implante planeado. O procedimento começa com uma extração atraumática do dente e uma osteotomia do implante mal preparado. O material de substituição óssea Xenograft é colocado no alvéolo para preencher eficazmente o espaço entre o implante e as paredes ósseas. O implante é então posicionado conforme planeado, utilizando a guia cirúrgica. É utilizado um pilar personalizado para selar o alvéolo, e a restauração provisória, inicialmente colocada no dente extraído, é reposicionada utilizando uma matriz de índice de silicone e revestida para um ajuste preciso. Por fim, é aplicado um TCTG circunferencialmente à volta do implante para melhorar o fenótipo do tecido mole e assegurar um resultado estético a longo prazo.

Etapa 1: Restauração provisória do dente a ser extraído

A colocação de uma restauração provisória no dente antes da extração e da colocação imediata do implante oferece várias vantagens para o planeamento e a execução do tratamento. O objetivo principal da coroa provisória é proporcionar ao paciente uma estética atraente. Mais importante ainda, permite ao clínico avaliar a localização da margem intra-crevicular, o suporte dos tecidos moles, a vieira gengival, a papila interproximal, os contactos interproximais e outros parâmetros estéticos e funcionais. Esta abordagem simplifica o processo de tratamento e ajuda a planear com precisão a posição do implante.

A restauração provisória deve oferecer sempre um suporte ótimo dos tecidos moles, uma vez que o objetivo é replicar os resultados obtidos com a coroa provisória e transferi-los para o implante. A linha de chegada do preparo intra-crevicular serve como referência fundamental para determinar a profundidade do implante, que é crucial para obter um perfil de emergência ideal e garantir a estabilidade a longo prazo na interface implante-prótese. Uma impressão final, com PVS ou com um scanner intra-oral, captará a localização da margem subgengival da coroa, o diâmetro do dente e as caraterísticas do pilar preparado, que serão comunicadas ao técnico de prótese dentária. Este processo assegura que estes parâmetros críticos são transferidos com precisão para o pilar de implante personalizado, imitando de perto a anatomia do dente extraído.

Após a extração do dente e a colocação do implante, a selagem do alvéolo com um pilar que corresponda ao diâmetro da raiz proporciona um suporte vertical inicial para os tecidos moles que colapsaram durante o procedimento e promove a formação de um coágulo sanguíneo favorável, juntamente com a utilização de TCTG circular[3] . O pilar também pode servir de referência para o cirurgião avaliar a extensão do colapso vertical do tecido após a cirurgia e estimar o volume necessário de enxerto de tecido conjuntivo (CTG).

Etapa 2: Extração atraumática

O sucesso do tratamento com implantes imediatos depende de uma extração dentária atraumática, que minimiza a reabsorção óssea e assegura resultados previsíveis[4] . Um princípio fundamental é evitar colocar qualquer instrumento entre a crista óssea e a raiz, tal como utilizar a crista óssea como alavanca para a extração, uma vez que isto pode danificar a crista óssea e afetar negativamente o resultado final.

Em vez disso, a alavanca deve ser aplicada usando o aspeto coronal do dente adjacente, e não o osso da crista. Para facilitar a extração, a raiz deve ser cortada verticalmente no meio com uma broca de diamante, criando uma calha interna. Esta calha permite a fratura vertical da raiz em direção ao centro, utilizando um instrumento. Aplicando pressão a partir do dente adjacente e ao longo do limite exterior da raiz, esta pode ser fracturada em pedaços em direção ao centro, começando com um só pedaço.

A técnica do canal bucolingual reduz o risco de fratura da tábua óssea vestibular durante a extração. No entanto, é necessário ter cuidado para evitar danificar a placa vestibular com a broca de diamante ao criar o canal. O canal não deve ser cortado até à face vestibular da raiz; em vez disso, deve parar aproximadamente 1 mm antes do osso. Um corte mesiodistal tem um risco maior de causar fracturas no osso bucal, particularmente se a raiz estiver anquilosada na placa bucal. O objetivo é extrair o dente da forma menos invasiva possível.

Estão disponíveis vários sistemas e ferramentas eficazes para ajudar neste processo, tais como o Sistema de Extração de Raízes com Preservação Óssea Benex Pro (Meisinger; Neuss, Alemanha) e o Sistema Easy X-Trac (A. Titan Instruments; Orchard Park, NY). Estes sistemas utilizam um pilar aparafusado na raiz, que é depois removido do encaixe utilizando um mecanismo de braço de alavanca.

Passo 3: Colocação ideal do implante com a guia cirúrgica

A colocação ideal de implantes em 3D influencia grandemente o sucesso clínico. Na nossa prática, todos os implantes imediatos são colocados utilizando guias cirúrgicos baseados em computador ou modelos, para garantir um posicionamento, angulação e profundidade precisos, conforme planeado[5] . A impressão 3D no consultório ou no laboratório permite poupanças de tempo significativas e permite a entrega de um pilar personalizado no dia da cirurgia. A guia cirúrgica ajuda a comunicar a posição planeada do implante ao técnico dentário e transfere esta informação para o modelo mestre (com base numa impressão final PVS do dente a ser extraído e substituído).

Tradicionalmente, tem sido recomendado posicionar o implante mais palatalmente, mantendo uma distância mínima de 2,5 mm da placa vestibular para preencher o espaço com material substituto ósseo xenoenxertado, que se acredita apoiar o osso original. No entanto, acreditamos que a colocação de um implante centrado é preferível.

A centralização do implante tem várias vantagens importantes. Permite um enxerto ótimo onde é mais necessário - 360 graus circunferencialmente e crestalmente à volta do pilar que emerge através do tecido mole. O pilar é concebido com uma área côncava para acomodar o enxerto de tecido.

A profundidade do implante em relação à posição do osso bucal é o segundo fator mais importante. Geralmente, a cabeça do implante deve ser posicionada 0,5 a 1 mm abaixo da crista óssea vestibular. No entanto, a profundidade final do implante depende do complexo dentogengival e do tecido mole desejado. A linha de chegada da preparação do dente extraído serve de referência para determinar a profundidade do implante e pode ser vista no exame de CBCT durante o planeamento virtual do implante. Esta profundidade pode ser confirmada com o porta-implantes aquando da colocação do análogo de implante no modelo mestre.

Etapa 4: Estabilidade inicial do implante acima de 35 Ncm

A sobrevivência dos implantes é largamente influenciada pela estabilidade inicial do implante. Para o conseguir, é necessário um torque de inserção de 35 Ncm ou superior, o que requer uma seleção cuidadosa do tipo, forma, diâmetro e comprimento do implante[6] . Os implantes estreitos são mais difíceis de estabilizar inicialmente, em comparação com os implantes mais largos, que envolvem o osso cortical interproximal do alvéolo de forma mais eficaz, mas proporcionam menos espaço para o enxerto ósseo entre o alvéolo e o corpo do implante.

A osteotomia inicial do implante é crucial para alcançar o torque de inserção desejado ao colocar um implante num alvéolo de extração recente. A forma do implante também tem um impacto significativo na estabilidade. Por exemplo, um implante auto-roscante, como o NobelActive da Nobel Biocare, apresenta um corpo cónico central com um design de rosca paralela e de corte largo. Este desenho promove uma elevada estabilidade inicial, podendo atingir até 70 Ncm. As suas capacidades de corte, compressão e expansão óssea, juntamente com uma perda de torque mínima, tornam-na ideal para colocação imediata. Além disso, o seu design macro permite a colocação em vários tipos de osso, incluindo osso mais macio, funcionando como osteótomo e expansor ósseo.

Etapa 5: Enchimento ósseo 3D O enchimento ósseo 3D entre o alvéolo e o corpo do implante é essencial para suportar e estabilizar o osso circundante. Embora várias técnicas utilizem materiais de aloenxerto, os substitutos ósseos de xenoenxerto são frequentemente preferidos devido à sua composição, conteúdo mineral e propriedades de não reabsorção na matriz óssea. O acondicionamento do xenoenxerto ósseo antes da colocação do implante no local da osteotomia mal preparado aumenta a estabilidade inicial e assegura um preenchimento ósseo ótimo em quaisquer espaços entre o alvéolo e o implante .[7]

A colocação de material de enxerto ósseo após a inserção do implante pode ser um desafio, uma vez que é mais difícil conseguir o preenchimento completo do espaço e o processo de acondicionamento das partículas à volta do implante pode danificar a superfície iónica do implante. Por conseguinte, é aconselhável embalar as partículas de osso antes da colocação do implante. Esta abordagem implica uma nova perfuração da osteotomia com a mesma broca utilizada inicialmente, mas sem água para manter as partículas no lugar e evitar que sejam arrastadas para fora.

Não é recomendável colocar o implante "à mão livre" no alvéolo preenchido com partículas ósseas, uma vez que a configuração do alvéolo e a resistência das partículas podem causar um desalinhamento. A utilização da guia cirúrgica como suporte para o implante contra o anel incorporado na guia cirúrgica baseada em computador assegura um posicionamento preciso sem distorção das partículas de enxerto ósseo. Assim que o implante estiver corretamente posicionado, o espaço entre o corpo do implante e o osso é preenchido com material de enxerto ósseo. O material de xenoenxerto adicional é então embalado e condensado numa consistência semelhante a uma pasta para compactar ainda mais as partículas.

Passo 6: Entrega do pilar personalizado

Uma restauração de implante personalizada que replique a anatomia do dente extraído é crucial para selar o alvéolo e proteger os enxertos de tecido. Isto pode ser conseguido utilizando um pilar de cicatrização personalizado com uma coroa colada aos dentes adjacentes, um pilar de implante personalizado com uma coroa provisória cimentada ou uma restauração aparafusada. Os autores preferem um pilar personalizado com uma restauração provisória cimentada porque permite uma adaptação versátil do enxerto de tecido conjuntivo da crista (CTG), que é colocado como passo final do protocolo de implante imediato.

O pilar personalizado reflecte a forma, a estética, a oclusão, o suporte de tecidos moles, os contactos interproximais e a cor do dente preparado. Este ajuste preciso ajuda a selar o alvéolo, preservando o coágulo sanguíneo e o CTG. O pilar é concebido utilizando uma combinação de dados de CBCT e uma impressão final do dente. Através da funcionalidade de "fusão inteligente" do software, que funde as digitalizações do modelo mestre de impressão final e do waxup de contorno completo, a posição ideal do implante é transferida para o modelo mestre utilizando uma guia cirúrgica concebida por computador.

O técnico dentário perfura ou escava o local do dente extraído e transfere a posição exacta do implante utilizando o cilindro guiado ou o suporte de inserção do implante. Um pilar provisório de plástico é colocado no análogo do implante e adaptado para encaixar na matriz de silicone feita a partir do dente original. O material compósito é então aplicado entre o perfil de emergência esculpido do dente e o pilar de plástico provisório para corresponder ao diâmetro e à localização da linha de acabamento da preparação do dente. Quando o pilar provisório em compósito estiver finalizado, pode ser digitalizado para criar um pilar definitivo em zircónio. Seguindo o conceito "um pilar - uma vez", o pilar de zircónia é colocado durante a cirurgia e não é removido.

No entanto, o espaço disponível para o CTG com um pilar de zircónia é limitado devido ao orifício de acesso ao parafuso e à espessura mínima necessária para a resistência da zircónia. Um pilar de compósito, pelo contrário, permite uma concavidade mais profunda e um maior espaço para a CTG circunferencial sem comprometer a integridade estrutural. Adicionalmente, um pilar temporário de plástico é preferível a um de titânio porque os ajustes efectuados no titânio podem causar a delaminação do compósito personalizado.

Etapa 7: Revestimento provisório

Depois de colocar o implante utilizando a guia cirúrgica concebida por computador, a posição exacta do implante tem de ser transferida para o pilar, tal como foi fabricado no modelo mestre. Para o efeito, a posição vestibular do hexágono plano da cabeça do implante é marcada na guia cirúrgica com um lápis ou marcador. A restauração provisória original, que foi colocada no dente, é então escavada e revestida para encaixar com precisão no pilar personalizado pré-fabricado, utilizando uma matriz de silicone.

A reutilização da restauração provisória original é vantajosa porque já incorpora todos os parâmetros anatómicos, funcionais e estéticos necessários. Assim que a restauração provisória é refeita, o complexo coroa/pilar é removido e polido na cadeira, pronto para ser entregue após a colocação do enxerto de tecido conjuntivo (CTG).

Passo 8: TCTG

O aumento de tecido mole utilizando enxertos de tecido conjuntivo subepitelial (CTGs) é aconselhado para todos os procedimentos de implantes, particularmente para implantes imediatos, mesmo em casos com biótipos de tecido espesso[8] . A colocação do CTG é o passo final no protocolo de tratamento de implantes imediatos, uma vez que proporciona um melhor controlo sobre o espaço que necessita de ser preenchido com tecido mole. Este espaço é determinado pelas dimensões da raiz extraída e pela concavidade do pilar, que é limitada por factores como o orifício de acesso ao parafuso e o material utilizado (plástico, metal ou zircónio).

A colocação do CTG no final do tratamento é benéfica por várias razões. Ajuda a prevenir a contaminação do enxerto durante outros procedimentos, evita a dessecação do enxerto e acelera o processo global. O local doador para o CTG é crucial para a estabilidade dos tecidos moles a longo prazo[9] . Tradicionalmente, a mucosa palatina tem sido a fonte preferida para enxertos de tecido conjuntivo devido à sua espessura. No entanto, a sua adequação pode variar muito entre os pacientes e é limitada por estruturas anatómicas, como a artéria palatina maior. Além disso, a cicatrização do local do dador pode estar frequentemente associada a um desconforto significativo .[10]

A utilização da tuberosidade maxilar como local doador para enxertos de tecido conjuntivo subepitelial foi descrita pela primeira vez em 2001[11] . Este local proporciona uma espessura de tecido maior e mais consistente, sendo a sua aplicação bem sucedida confirmada tanto histológica como clinicamente. O tecido conjuntivo colhido na tuberosidade é particularmente vantajoso devido à sua elevada densidade de fibras de colagénio e ao seu conteúdo mínimo de gordura, o que resulta numa menor reabsorção e melhora a qualidade da área enxertada. Para além disso, as caraterísticas genéticas deste tecido contribuem para melhores resultados em comparação com os obtidos a partir da mucosa palatina .[12]

Devido às suas propriedades histológicas, um enxerto de tecido conjuntivo (CTG) deve ser coberto com um retalho de tecido fechado para evitar a exposição à cavidade oral. Os CTGs expostos estão em risco de necrose devido à sua fraca vascularização[13] . O CTG pode ser colocado de duas formas diferentes: um enxerto circular em todos os casos, ou uma combinação de um enxerto vestibular e circular em situações que envolvam tecido fino ou deiscência da placa vestibular. Para placas vestibulares com 1 mm ou mais de espessura, um CTG circular é geralmente suficiente. No entanto, se a placa vestibular for fina ou apresentar deiscência moderada, são recomendados dois enxertos: um CTG circular à volta do pilar e um enxerto adicional no aspeto vestibular da placa vestibular, colocado com um túnel de retalho de espessura parcial para o acomodar.

Um enxerto de tecido conjuntivo circular (CTG) é utilizado em todos os casos de implantes imediatos para melhorar o fenótipo do tecido e proporcionar uma proteção densa e estável na interface entre o pilar do implante e o tecido mole. Este CTG circular tem a forma de encaixar sob o espaço côncavo atribuído à área protética abaixo da linha de acabamento do pilar do implante. Normalmente, não são necessárias suturas, uma vez que o pilar mantém o CTG e o coágulo sanguíneo no lugar e oferece proteção.

Quando necessário, o enxerto de tecido conjuntivo bucal (CTG) consiste numa camada fina de 1 a 2 mm de tecido. É colocado numa bolsa de espessura parcial no lado vestibular da placa bucal e suturado internamente ao retalho bucal. O CTG vestibular deve ser posicionado o mais coronal possível para garantir que se encaixa no espaço côncavo deixado pelo pilar do implante. A forma côncava do pilar deve acomodar tanto o CTG vestibular como o CTG circular para espessar os tecidos vestibulares.

Após três meses de cicatrização e planeamento e colocação do implante, é feita uma impressão final de recolha de polivinil siloxano (PVS) com a restauração provisória. Esta impressão é vertida na cadeira com a restauração provisória, o pilar e o análogo do implante ligados. Assim que o modelo de gesso estiver definido, o pilar e a coroa provisórios são removidos, limpos e desinfectados com glutaraldeído a 2% antes de serem reinseridos na boca do paciente.

É então utilizado um pilar de zircónia fabricado digitalmente com uma angulação de 20 graus e é aplicada uma camada de porcelana até que a restauração corresponda perfeitamente aos dentes adjacentes. Embora o pilar de zircónio seja ligeiramente mais largo do que o pilar provisório de compósito devido à sua base de titânio, a restauração definitiva mantém o desenho do provisório. Uma vez que a restauração definitiva reflecte o dente e a raiz originais, a sua colocação é simples. Recomenda-se também a colocação de um splint nos dentes adjacentes para evitar a sua extrusão.

REFERÊNCIAS

1. Esposito MA, Koukoulopoulou A, Coulthard P, Worthington HV. Intervenções para substituição de dentes em falta: implantes dentários em alvéolos de extração recentes (implantes imediatos, imediatos-retardados e retardados). Cochrane Database Syst Rev. 2006 Oct 18;18(4):CD005968.
2. Gamborena I, Blatz MB. Protocolos clínicos e técnicos actuais para procedimentos de implantes imediatos de dente único. Em Duarte S, editor. QDT: Quintessência da Tecnologia Dentária 2008. Hanover Park (IL): Quintessence Pub.; 31:49-60.
3. Rungcharassaeng K, Kan JY, Yoshino S, Morimoto T, Zimmerman G. Colocação imediata de implantes e provisionalização com e sem enxerto de tecido conjuntivo: uma análise da espessura do tecido gengival facial. Int J Periodontics Restorative Dent. 2012 Dec;32(6):657- 63.
4. Iyer SS, Haribabu PK. Minimização da perda óssea alveolar durante e após extracções (Parte I) - revisão de técnicas: extração atraumática, retenção radicular. Alpha Omegan. 2013 Fall-Winter;106(3-4):67-72.
5. Buser D, Martin W, Belser UC. Otimização da estética para restaurações com implantes na maxila anterior: considerações anatómicas e cirúrgicas. Int J Oral Maxillofac Implants. 2004;19 Suppl: 43-61.
6. Douglas de Oliveira DW, Lages FS, Lanza LA, Gomes AM, Queiroz TP, Costa Fde O. Implantes dentários com carga imediata utilizando torque de inserção de 30 Ncm: uma revisão sistemática. Implant Dent. 2016 Oct;25(5):675-83
7. Al Qabbani A, Al Kawas S, Enezei H, Razak NHA, Al Bayatti SW, Samsudin AR, Hamid SAB. Avaliação biomecânica e radiológica de implantes imediatos para preservação do rebordo alveolar. Dent Res J (Isfahan). 2018 NovDec;15(6):420-9.
8. Grunder U. Alterações na largura do rebordo crestal aquando da colocação de implantes na altura da extração dentária com e sem aumento de tecido mole após um período de cicatrização de 6 meses: relatório de 24 casos consecutivos. Int J Periodontics Restorative Dent. 2011 Feb;31:9-17.
9. Reiser GM, Bruno JF, Mahan PE, Larkin LH. O local do dador palatino do enxerto de tecido conjuntivo subepitelial: considerações anatómicas para os

cirurgiões. Int J Periodontics Restorative Dent. 1996 Abr;16(2): 130-7.

10. Hürzeler M, Weng D. Uma técnica de incisão única para colher tecido conjuntivo subepitelial do palato. Int J Periodontics Restorative Dent. 1999 Jun;19(3):279-87.
11. Hirsch A, Attal U, Chai E, Goultschin J, Boyan BD, Schwartz Z. Cobertura radicular e redução de bolsas como procedimentos cirúrgicos combinados. J Periodontol. 2001 Nov;72(11):1572-9.
12. Jung UW, Um YJ, Choi SH. Observação histológica do tecido mole adquirido da área da tuberosidade maxilar para recobrimento radicular. J Periodontol. 2008 maio;79(5):934-40.
13. Zuhr O, Baumer D, Hurzeler M. A adição de enxertos de substituição de tecidos moles na cirurgia plástica periodontal e de implantes: elementos críticos na conceção e execução. J Clin Periodontol. 2014 Abr;41 Suppl 15:S123-42.

CAPÍTULO 11: COMPLICAÇÕES DA COLOCAÇÃO IMEDIATA DE IMPLANTES E SUA GESTÃO

Recessão:

A ausência de gengiva queratinizada à volta de um implante dentário pode afetar significativamente o seu sucesso. A mucosa peri-implantar carece de epitélio queratinizado na base do sulco, onde forma o epitélio juncional. Este epitélio tem uma ligação hemidesmossómica e uma lâmina basal interna nas regiões inferiores da interface, o que o torna menos aderente às superfícies dos implantes, mais permeável e com reduzida capacidade de proliferação e regeneração[1] . Para evitar a recessão e assegurar a estabilidade a longo prazo do tecido mucoso à volta do implante, recomenda-se a realização de um enxerto de tecidos moles como complemento.

Uma qualidade e quantidade inadequadas de osso no local do implante podem levar a taxas de insucesso mais elevadas. O enxerto ósseo e a utilização de osteótomos podem aumentar a densidade de osso muito esponjoso[2] . A regeneração óssea inicial nos locais enxertados envolve a reabsorção e formação óssea ativa em todo o enxerto. Nas fases posteriores, a osteocondução torna-se o processo dominante, e a osteoindução também desempenha um papel na síntese de osso novo durante as semanas iniciais .[3]

Traumatismo cirúrgico:

O sobreaquecimento do osso durante a preparação do local da osteotomia do implante pode resultar na necrose do tecido ósseo circundante. A perícia do médico desempenha um papel crucial na obtenção de um resultado de implante dentário bem sucedido. Para evitar o sobreaquecimento, é essencial utilizar uma irrigação abundante e substituir periodicamente as brocas helicoidais para manter a sua nitidez[4] . O cumprimento das velocidades de perfuração recomendadas pelo fabricante do implante e a aplicação de uma pressão manual mínima durante a perfuração a alta velocidade em osso denso também são importantes para evitar a geração de calor excessivo.

Infeção:

Deve ser cumprido um protocolo anti-sético rigoroso durante a colocação cirúrgica do implante. Aconselha-se a medicação prévia com antibióticos de largo espetro. É crucial efetuar um desbridamento completo de qualquer infeção contida no alvéolo de extração e remover todos os tecidos moles e de granulação. Nos casos de infeção difusa ativa, recomenda-se que se adie a colocação do implante.

Violação da estrutura anatómica:

Ter 3 a 5 mm de osso para além do ápice da raiz é muitas vezes essencial para alcançar a estabilidade primária e para evitar danos nas estruturas anatómicas circundantes. A realização de uma elevação vertical do seio maxilar com um osteótomo e a utilização de um implante de colo largo pode reduzir o risco de colocação inadvertida de um implante imediato na cavidade do seio maxilar. As imagens radiográficas em corte transversal são valiosas para identificar o seio maxilar, a cavidade nasal, o canal alveolar inferior e o rebaixo lingual (fossa submandibular). Estas imagens ajudam a garantir um espaço mínimo de 2 mm entre o ápice do implante e as estruturas anatómicas próximas.

Fenestração e deiscência:

Sabe-se que ocorrem complicações como a fenestração e a deiscência após a colocação imediata de implantes[5] . Estes problemas são mais frequentemente observados nos alvéolos pré-molares e anteriores do maxilar. O vértice do alvéolo pode ser orientado mais facialmente, o que pode induzir em erro durante a preparação inicial da osteotomia[6] . Para minimizar o risco de fenestração da placa facial do rebordo alveolar, é aconselhável utilizar uma broca redonda posicionada ligeiramente descentrada em direção ao lado palatino e alinhada com a angulação do rebordo alveolar. Quando surgem estas complicações, pode ocorrer uma regeneração óssea espontânea; por vezes, pode ser necessário atrasar a colocação do implante. Para gerir a fenestração ou a deiscência, pode ser utilizada uma membrana reabsorvível ou não reabsorvível, isoladamente ou em conjunto com partículas ósseas de várias origens .[7]

Estabilidade dos implantes: A estabilidade primária e o sucesso dos implantes são mais prováveis quando os implantes são suportados por osso cortical. A ancoragem bicortical está associada a algumas complicações, mas resulta numa boa estabilidade primária e numa melhor distribuição das forças de carga do que a ancoragem moncortical .[2]

Mau posicionamento do implante:

Conseguir a posição correta do implante nas três dimensões é crucial para obter resultados funcionais e estéticos óptimos. Quando um implante está integrado, a correção do seu mau posicionamento é um desafio e, normalmente, limita-se a ajustes protéticos. Se um desalinhamento significativo não puder ser corrigido protéticamente, poderá ser necessária a remoção do implante .[2]

Resultado inestético:

As alterações dos tecidos, como a recessão da mucosa facial e das papilas, são frequentemente observadas após a colocação imediata de implantes[2]. Os factores de risco para a recessão incluem um biótipo de tecido fino, um posicionamento facial incorreto do implante e uma parede óssea facial fina ou comprometida. Uma história de periodontite crónica também aumenta o risco de insucesso do implante após a extração. Estudos com períodos de seguimento de três anos ou mais demonstraram que cerca de 20% dos pacientes que receberam implantes imediatos com restauração tardia tiveram resultados estéticos abaixo do ideal devido à recessão dos tecidos moles bucais[8,9]. Tarnow e colegas sugerem a utilização de um enxerto ósseo e de um pilar de cicatrização contornado ou de uma restauração provisória durante a colocação de implantes sem retalho em alvéolos de extração para obter resultados estéticos óptimos e minimizar a recessão da mucosa bucal.[10]

REFERÊNCIAS

1 Glauser R, Schupbach P, Gottlow J, Hammerle CH. Barreira de tecido mole peri-implantar em mini-implantes experimentais de uma peça com diferentes topografias de superfície em humanos: uma visão geral microscópica da luz e análise histométrica. Clin Implant Dent Relat Res 2005;7(suppl 1):S44-S51.

2. Leon Ardekian, Thomas B. Dodson. Complicações associadas à colocação de implantes dentários: Oral Maxillofacial Surg Clin N Am, 15,2003,243-249.

3. Zeeshan Sheikh , Corneliu Sima. Materiais de substituição óssea e técnicas utilizadas para obter um aumento vertical do osso alveolar. Materials 2015, 8, 2953-2993.

4. Kyu-Hong J, Kyh-Ho Yoon, Kwan-Soo Park. Necrose óssea induzida termicamente durante a cirurgia de implantes: 3 relatos de casos: J Korean Assoc Oral Maxillofac Surg 2011;37:406-14.

5. Schropp L, Isidor F. Timing da colocação de implantes relativamente à extração dentária. J Oral Rehabil 2008;35(Suppl 1):33-43

6. Schropp L, Kostopoulos L, Wenzel A. Cicatrização óssea após colocação imediata versus colocação tardia de implantes de titânio em alvéolos de extração:

um estudo clínico prospetivo. Int J Oral Maxillofac Implants 2003;18(2):189-99

7. Chen ST, Wilson TG Jr, Hammerle CH. Colocação imediata ou precoce de implantes após extração dentária: revisão da base biológica, procedimentos clínicos e resultados. Int J Oral Maxillofac Implants 2004;19(Suppl):12-25

8. Chen ST, Buser D. Resultados clínicos e estéticos de implantes colocados em locais pós-extração. Int J Oral Maxillofac Implants 2009;24(Suppl):186- 217.

9. Lang NP, Pun L, Lau KY, et al. Uma revisão sistemática sobre a sobrevivência e as taxas de sucesso de implantes colocados imediatamente em alvéolos de extração recentes após, pelo menos, 1 ano. Clin Oral Implants Res 2012;23(Suppl 5):39-66. 27.

10. Tarnow DP, Chu SJ, Salama MA, et al. Colocação de implantes em alvéolos pós-extração sem retalho na zona estética: parte 1. O efeito do enxerto ósseo e/ou restauração provisória na alteração dimensional do rebordo palatino facial - um estudo de coorte retrospetivo. Int J Periodontics Restorative Dent 2014;34(3):323-31.

CAPÍTULO 12: CONCLUSÃO

O implante é inserido diretamente no alvéolo imediatamente após a extração do dente, oferece várias vantagens e apresenta desafios específicos.

As vantagens incluem a redução do tempo de tratamento, a preservação do rebordo alveolar, a comodidade e a satisfação dos pacientes, que valorizam muito a redução das intervenções cirúrgicas e do tempo total de tratamento. Os implantes imediatos podem frequentemente suportar próteses provisórias, proporcionando uma restauração funcional e estética imediata.

Os desafios e as considerações incluem a estabilidade primária, sendo fundamental alcançar uma estabilidade primária suficiente para o sucesso dos implantes imediatos. O desenho do implante e a técnica cirúrgica desempenham um papel vital na garantia da estabilidade. Os locais com infecções ou doença periodontal existentes apresentam um risco mais elevado de complicações. É necessário um desbridamento meticuloso e uma eventual terapêutica com antibióticos. A seleção cuidadosa do paciente e o planeamento do tratamento pré-operatório são essenciais para minimizar os riscos de infeção. Técnicas como a cirurgia sem retalho ou a utilização de pilares de cicatrização podem ser benéficas. Assegurar o encerramento adequado dos tecidos moles ajuda a evitar a exposição e a infeção do local do implante.

Em casos com defeitos ósseos significativos ou espaços entre o implante e as paredes do alvéolo, pode ser necessário efetuar um enxerto ósseo para garantir um suporte adequado para o implante. A obtenção de resultados estéticos desejáveis requer uma análise cuidadosa da arquitetura gengival e a utilização de restaurações provisórias para moldar o tecido mole. Estudos indicam que os implantes dentários imediatos podem atingir taxas de sucesso elevadas, comparáveis às dos implantes tardios, quando são utilizadas técnicas e seleção de casos adequadas. As taxas de sucesso são influenciadas por factores como o desenho do implante, a técnica cirúrgica, a experiência do médico e os cuidados pós-operatórios.

A colocação imediata de implantes dentários oferece vantagens significativas, incluindo a redução do tempo de tratamento, uma melhor preservação da arquitetura do rebordo alveolar e uma maior satisfação do paciente. No entanto, o seu sucesso depende de um cuidadoso

seleção do paciente, técnica cirúrgica meticulosa e gestão abrangente dos tecidos moles e de potenciais infecções. Com um planeamento e execução adequados, os implantes imediatos podem proporcionar excelentes resultados funcionais e estéticos, tornando-os uma opção viável para muitos pacientes que necessitam de substituição dentária.

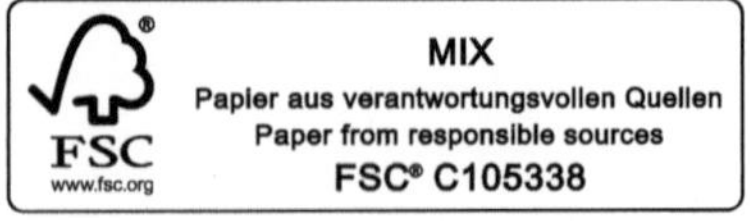

Printed by Books on Demand GmbH, Norderstedt / Germany